新编外科疾病诊疗学

XINBIAN WAIKE JIBING ZHENLIAO XUE

张伯瑞 等 主编

·郑州·

图书在版编目(CIP)数据

新编外科疾病诊疗学/张伯瑞等主编.--郑州：
河南大学出版社,2025.1.--ISBN 978-7-5649-6215-9

Ⅰ.R6

中国国家版本馆 CIP 数据核字第 2025U3Z418 号

责任编辑　林方丽
责任校对　孙增科
封面设计　张　婷

出　版	河南大学出版社		
	地址：郑州市郑东新区商务外环中华大厦 2401 号	邮编：450046	
	电话：0371-86059701（营销部）	网址：hupress.henu.edu.cn	
印　刷	广东虎彩云印刷有限公司		
版　次	2025 年 1 月第 1 版	印　次	2025 年 1 月第 1 次印刷
开　本	787 mm×1 092 mm　1/16	印　张	6.5
字　数	175 千字	定　价	36.00 元

（本书如有印装质量问题,请与河南大学出版社营销部联系调换。）

编 委 会

主 编　张伯瑞　泗水县中医医院
　　　　　李乐聪　滕州市中心人民医院
　　　　　胡建听　莱州市妇幼保健院
　　　　　李伟国　博山区人民医院
　　　　　张建民　临沂市人民医院
　　　　　王冠丰　寿光市上口中心卫生院

副主编　柴召强　滕州市中心人民医院
　　　　　宫亚龙　乳山市人民医院
　　　　　白永胜　锡林郭勒盟乌拉盖管理区人民医院
　　　　　李鸿政　新泰市精神病医院

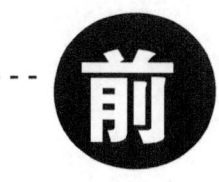 

前言 PREFACE

随着现代科学技术的飞速发展，与其他临床学科相比，外科在诊疗手段、诊疗水平、诊疗理念等方面都取得了长足的进步，新理论、新机制、新理念、新技术、新疗法层出不穷。所以，临床医师在完成繁重的日常临床工作之余，应加强临床医学各学科的学习，进一步提高自身的执业能力，以适应临床医学发展的需要。

为了更好地为临床工作服务，编者在广泛参考国内外最新文献资料的基础上，结合多年的临床经验编写了《新编外科疾病诊疗学》。

全书共分为五章，详细介绍了泌尿外科常见症状、肾脏肿瘤、甲状腺疾病、乳腺疾病和肝胆外科等方面的内容。本书对外科的基本理论、基础知识和基本技能有较为详尽的论述，对每种疾病结合发病机制加强了诊断、鉴别诊断和治疗的阐述，力求为临床医师提供一本既具有临床实用价值，又能反映现代外科疾病诊疗水平的参考用书。

由于编者的水平有限，加之时间仓促，书中可能会有不足之处，恳请各位读者予以批评指正。

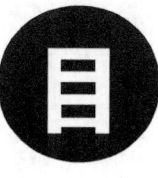 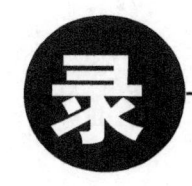

目录 CONTENTS

第一章　泌尿外科常见症状 ··· 1
　第一节　疼痛 ··· 1
　第二节　肿块 ··· 3
　第三节　尿道分泌物 ··· 4
　第四节　尿液异常 ··· 5
　第五节　排尿异常 ··· 7
第二章　肾脏肿瘤 ··· 12
　第一节　肾细胞癌 ··· 12
　第二节　输尿管癌 ··· 25
　第三节　膀胱癌 ··· 27
　第四节　前列腺癌 ··· 40
　第五节　睾丸肿瘤 ··· 44
第三章　甲状腺疾病 ··· 51
　第一节　甲状腺癌 ··· 51
　第二节　急性甲状腺炎 ··· 57
　第三节　亚急性甲状腺炎 ······································· 60
　第四节　单纯性甲状腺肿 ······································· 63
第四章　乳腺疾病 ··· 69
　第一节　急性乳腺炎 ··· 69
　第二节　乳腺导管扩张症 ······································· 73
第五章　肝胆外科 ··· 77
　第一节　肝硬化 ··· 77
　第二节　肝移植手术概述 ······································· 85
　第三节　肝移植手术后并发症 ··································· 86
参考文献 ··· 94

第一章 泌尿外科常见症状

第一节 疼 痛

疼痛是泌尿系统疾病中最常见的一种症状。按照疼痛的部位不同，主要有以下几种。

一、肾区疼痛

肾区疼痛是指发生于腰部肋脊角外侧区域的疼痛，依据疼痛的性质分为三种，即钝痛、剧痛和绞痛。

（一）肾区钝痛

该症状常发生在一侧或两侧上腹部或者病侧的腰部区域（肾区），多见于肾非化脓性炎症、肾盂积水、肾下垂、多囊肾等疾病，多表现为持续疼痛，剧烈运动时可加剧。其原因可能是肾水肿时对肾包膜、肾盂的压迫，也可能是累及腹腔后壁的结缔组织、肌肉、腰椎和腰神经。

（二）肾区剧痛

肾周围感染、急性间质性肾炎及急性肾盂肾炎等疾病都会导致肾脏一侧或者两侧的肾脏出现剧痛，同时伴有发热、恶心及呕吐、畏寒等不适。肾区剧痛主要由肾周急性发炎、急性缺血及外伤等因素引起。

（三）肾区绞痛

肾区绞痛又叫肾绞痛，患者会突然感到腰部剧痛，可伴有恶心及呕吐、腹胀、血尿，严重者会虚脱甚至休克。疼痛常沿输尿管下行，辐射至下腹、会阴、同侧股的内侧；症状多为阵发性，通常会在短时间内自行消退，但是会反复发作，让人很不舒服。肾绞痛主要由肾盂、输尿管部分阻塞引起，多数发生在肾、输尿管结石，以及肾肿瘤、肾结核及息肉等疾病中。

二、输尿管区疼痛

输尿管绞痛是输尿管区疼痛的一种表现，一般表现为一侧腹部外侧阵发性绞痛，与肾绞痛类似，但是多向会阴部、股部内侧辐射。输尿管阻塞导致输尿管痉挛，可引起输尿管绞痛。

三、膀胱区疼痛

膀胱区疼痛主要表现为烧灼或刀割样的疼痛，在排尿和排尿尽的时候会加剧，常表现为尿急、尿频、尿痛等症状。这是由感染、结石、肿瘤等因素刺激膀胱黏膜，导致膀胱痉挛及神经反射所致。膀胱的过度扩张和强烈收缩都会导致患者的疼痛。引起这种症状的原因有二。第一，膀胱本身的疾病：急性膀胱炎、间质性膀胱炎、结核性膀胱炎及膀胱肿瘤晚期、膀胱结石、膀胱异物等。第二，尿路的梗阻：尿道的狭窄、尿道的结石、前列腺增生症、包茎的嵌顿等。

四、尿道疼痛

尿道疼痛主要是由排尿引起的,有时会伴有尿急、尿频等症状,通常会出现在阴茎头上。这是由炎症对尿道黏膜或较深的组织的刺激造成的。引起这种情况的原因主要有两种。第一,尿道疾病:慢性尿道炎、急性尿道炎、尿道周围炎、尿道肿瘤、尿道结石、尿道异物等。第二,其他:肾、膀胱、输尿管、前列腺病变引起的疼痛可以放射至尿道的部位。

五、阴茎疼痛

由于膀胱、尿道的急性炎症、慢性炎症、结石、肿瘤等都会引起松弛状态的阴茎疼痛,通常会在排尿时或排尿后出现尿道刺痛感、灼烧感。阴茎硬结症可能会引起勃起时阴茎疼痛的症状。如果发生了阴茎头或者尿道的病变,还需要考虑性传播疾病。

六、阴囊部疼痛

阴囊部疼痛是指阴囊内容物出现不同性质、不同程度的疼痛。疼痛的类型有胀痛、坠痛、剧烈痛等。阴囊疼痛通常是由外伤、感染和肿瘤引起的。另外,由肾、输尿管、膀胱、前列腺病变引起的疼痛也会辐射到阴囊。出现这种情况的原因主要有以下三方面。

(一)外伤性阴囊痛

阴囊肿大会出现持续性的坠痛、胀痛,当睾丸扭转的时候,会有非常强烈的疼痛感,严重的还会出现虚脱、休克等一系列症状。

(二)感染性阴囊痛

1. 急性感染

急性精索炎、急性睾丸炎及附件炎等疾病都会导致患者出现持续性的胀痛及跳痛。

2. 慢性感染

附睾结核、附睾炎、丝虫性炎症等疾病都会导致患者出现疼痛的症状,但是并不十分明显。

(三)肿瘤性阴囊痛

其多见于睾丸肿瘤,起病比较缓慢,没有明显的疼痛感,通常要等到肿瘤生长到很大的时候才会出现坠胀的痛感。睾丸鞘膜积液、精索静脉曲张、腹股沟疝等疾病都会导致阴囊疼痛。

七、会阴部疼痛

会阴部疼痛是指会阴处有刀割样疼痛、跳痛、灼痛等症状,多见于前列腺炎、精囊炎、脓肿形成,以及精阜炎、前列腺癌等。会阴部疼痛多发生在会阴部,也可以波及下腹部和腰骶部。肾、输尿管、膀胱等疾病引起的疼痛也能传到会阴部。

第二节 肿 块

一、肾区肿块

正常人的肾从体表是摸不到的,但是如果是偏瘦的人就能摸到右肾的下极。肾区肿块多是由以下几个因素引起的。

一是肾脏疾病。一种是肾积脓、肾脓肿:患者的患侧有明显的下背痛和触痛。肾结石的结核也常常导致肾脏变大。另外一种是肾积水、囊肿:肿块质地柔软,有囊性感。还有一种是肾脏、肾上腺肿瘤:肾盂癌、未成年人肾母细胞瘤等恶性肿瘤的质地比较硬。

二是肾周围炎、肾周围脓肿和肾周围的血肿。肾区是饱满的,局部常常会有压痛的感觉。

三是肾脏代偿性变大。一边的肾有缺损(如孤立肾)、功能丧失,或者发育不全;对侧的肾代偿性增生,肾的体积会变大,没有压痛的感觉。

四是肾脏的先天性疾病。一种是蹄铁形肾、异位肾:可以在中下腹部、脐旁摸到。另外一种是多囊肾:两边的肾变大,没有波动感。还有一种是肾下垂:肿瘤的活动范围比较大,立、坐、侧卧位都有比较大的变化。

二、输尿管肿块

一般来说,输尿管在体表是摸不到的。输尿管肿块与输尿管肿瘤、输尿管积水、输尿管结石、输尿管炎、输尿管口囊肿、先天性巨输尿管等疾病相关。当女性的输尿管下部有结石的时候,可以在阴道前穹隆处摸到。

三、膀胱区肿块

当膀胱满了以后,可以摸到下腹耻骨上的膀胱顶端,排尿之后,膀胱就会变小,摸不到肿块。膀胱区的肿物多是膀胱颈下尿路梗阻,神经病理性膀胱功能紊乱导致的。如果膀胱部位有损伤,比如膀胱结石、异物、输尿管囊肿、肿瘤、憩室等,膀胱区就可能摸到肿瘤。

四、腹股沟部肿块

大多数情况下,腹股沟部只能摸到表浅的淋巴结。腹股沟肿物多是由疝、隐睾、鞘膜积液及肿瘤引起的,尤其是腹股沟疝最多。纤维瘤、脂肪瘤、纤维肉瘤、隐睾恶性病变及淋巴结节融合肿大等是精索、输精管或其他组织的常见疾病。

五、阴茎肿块

阴茎肿块是指发生于阴茎头、包皮、阴茎海绵体、尿道等阴茎各部的肿块。阴茎肿块的病因常有以下几种。

(1)阴茎的皮肤病变,如皮脂腺囊肿、乳头状瘤等。

(2)阴茎的皮下硬结,如痛风;阴茎背侧下索状硬结则多见于静脉血栓或淋巴管炎。

(3)阴茎头、包皮肿块。阴茎头、包皮肿块常常以尖锐湿疣、阴茎癌较为多见,肿块常表现为菜花样;另外,阴茎头的包皮炎、嵌顿包茎等也会引起阴茎的肿块。

(4)尿道口的肿块。其以囊肿较为多见。

(5)阴茎海绵体部的肿块,如海绵体硬结、阴茎结核、梅毒等。

(6)阴茎腹侧尿道部的肿块。其常见于尿道肿瘤、息肉、结石、憩室。

六、阴囊肿块

当阴囊的内容物发生病变,或者是腹腔内容物进入阴囊的时候,可以出现阴囊肿块。阴囊肿块多见于疝、积液、炎症、结核、肿瘤等。其常见的疾病如下所述。

(1)腹股沟疝:以斜疝最多。

(2)鞘膜积液:如睾丸鞘膜积液、精索鞘膜积液。肿块光滑,有波动的感觉,透光试验呈阳性。

(3)精液囊肿:附睾头部呈圆形或椭圆形的肿块。

(4)睾丸与附睾的病变:

1)急性睾丸炎、附睾炎:睾丸、附睾均肿大,有很明显的触痛感。

2)睾丸、附睾结核、梅毒:可引起睾丸、附睾肿大、质硬,一般比较少见。

3)睾丸、附睾肿瘤:肿块质地比较硬,没有痛觉,透光试验呈阴性。

4)附睾淤积:有些患者在输精管结扎后阴囊轻微肿胀,有坠胀感,左右附睾头、体和尾部肿胀,质地柔软,没有明显的触痛。

(5)精索和输精管的病变:主要表现为精索静脉曲张,在精索一侧可摸到类似蚯蚓样的肿物,质地较为柔软,可以压实。精索炎和输精管炎也会导致局部出现肿块。输精管的结核常常表现为串珠样的变化。

(6)尿道周围的血肿或脓肿:发生尿道损伤时,可以导致血肿、尿外渗,如果并发感染,可以引起尿道周围的脓肿。

(7)阴囊本身的病变:水肿、血肿、象皮肿、炎症及脓肿等都可以引起阴囊的肿块。

(8)丝虫病:附睾、精索肿大或触摸到结节,输精管是正常的。

第三节　尿道分泌物

尿道及生殖系统的疾病都会出现尿道分泌物过多的情况,常常有以下几种。

一、黏液分泌物

尿道口有黏液分泌物或附有黏液痂,称为尿道黏液分泌物。其可能混浊、黏稠,或清亮、稀薄;在支原体、衣原体、淋病、滴虫或病毒引起的特异性尿道炎、前列腺炎等疾病中比较常见。

二、血性分泌物

尿道血性分泌物是指在尿道口有脓血混合的分泌物。其通常是由尿道感染引起的,多见于尿道损伤、尿道结石、后尿道和精阜肿瘤、异物继发感染等疾病,也有可能由前列腺炎、尿道炎等所致。

三、脓性分泌物

当尿道口有黄色黏稠的分泌物时,会发现里面有很多的脓细胞,或者是在尿道口有脓痂,这就是尿道脓性分泌物。尿路化脓性感染会引起尿道脓性分泌物的出现,可由急性淋病性尿道炎或非特异性尿道炎所致。大肠杆菌、链球菌、葡萄球菌、沙眼衣原体、脲解支原体是非特异性尿道炎的主要病原;在急性淋病型尿道炎的分泌物中,可以发现革兰氏染色为阴性的淋病型双球菌。除此之外,还可能与前列腺炎、结核性尿道炎、尿道结石、尿道肿瘤、尿道损伤、尿道狭窄等疾病相关。

四、尿道出血

尿道出血与排尿没有关系,主要由尿道口不自觉地流出。尿道出血多由尿道外伤引起,也可由置入物使用而引起尿道血管破裂引起,还可能是由尿道异物、尿道结石、尿道炎等疾病所致。

第四节 尿液异常

一、血尿

血尿主要表现为尿液中有大量的红细胞。显微镜下血尿的诊断标准为:经离心分离后,每个高倍视野内的红细胞数≥3;如果尿液中有超过 1 mL 的血,就会出现肉眼性血尿。血尿的严重程度与预后无关,血尿的预后与引起血尿的病因相关。

(1)肉眼可见的血尿及镜下血尿:肉眼性血尿几乎全部出现在泌尿系病灶;以现在的检查方法,镜下血尿的诊断率很低。内科血尿多为肾前性疾病或肾小球疾病所致,临床上常见的内科血尿多为肾小球性血尿,尿蛋白定性≥++。手术血尿为非肾小球性血尿,一般不会出现管型,而且尿蛋白呈阳性。食用利福平、氨基比林、卟啉、胡萝卜等一些药品或食品时,会出现红色尿,但尿中没有红细胞,可与血尿相鉴别。血尿需要与溶血反应、大面积烧伤、肢体挤压伤等的血红蛋白尿、肌红蛋白尿相鉴别,若尿液镜检没有红细胞,则可以做隐血试验。

(2)血尿的时段:尿三杯试验通常是依据患者排尿时出现血尿的时间来判断病变的。早期出现血尿提示患者有尿道或膀胱颈出血;终末血尿可见于膀胱三角区、膀胱颈和后尿道出血;全程血尿说明出血来源于膀胱或膀胱之上的尿道。因为尿道损伤导致的尿道出血一般都是红色的,而且尿中没有血,所以不要把它当成血尿。当发生血尿时,首先要做膀胱镜检查,这样才能分辨出血尿是源自膀胱还是来自上尿路。当患者的输尿管开口处有血尿的时候,就可以判断为上尿路源性血尿了。

(3)血尿的伴随症状:患者出现血尿,同时伴有肾绞痛症状,有可能是由上尿路梗阻所致的。出现单侧的上腹包块的血尿可能是肾肿瘤、肾积水、肾囊肿和肾下垂导致的;在有血尿的情况下,如果有两侧的腹块,说明是多囊肾病;下尿路感染会导致出现血尿并出现膀胱刺激的症状,其次是肾结核、晚期膀胱肿瘤等疾病;良性前列腺增生症(BPH)及膀胱结石等引起的血尿伴有下尿路梗阻。

如果患者没有明显的肉眼可见的血尿,而是全程间歇性的、持续性的血尿,要考虑是不是膀胱肿瘤引起的,以及是否存在泌尿系恶性肿瘤。在使用抗肿瘤药环磷酰胺的过程中,可能会出现化学性出血性膀胱炎。化学治疗的药物如卡介苗、丝裂霉素等在膀胱中注入,会引起化学性出血性膀胱炎,同时伴有高热。放射治疗后会出现放射性膀胱炎,比如宫颈癌、前列腺癌、膀胱癌等,还会出现明显的肉眼可见的血尿,以及下尿路的刺激症状。

(4)血块的形状:血尿的主要表现是尿中有血块。新鲜的血尿,如果有大小不一的血块,可能是因为膀胱或前列腺的尿道出血。肾脏和输尿管出血多呈暗红色,呈条状或蚯蚓状的血块,一般不会出现排尿不畅的情况。

(5)血尿的鉴别诊断:年轻人出现血尿的原因主要有泌尿系统结石、泌尿系统感染、泌尿系统畸形、泌尿系统损伤等;年龄较大者出现血尿可能与膀胱肿瘤或前列腺增生相关;女性出现血尿多与尿路感染、妇科疾病、月经污染等因素相关;男性很少会有血尿,如果有血尿,可能是因为体内存在着某种疾病,需要做相关的检查。肾实质性疾病如各种肾炎引起的血尿通常为镜下血尿,同时还会出现高血压、水肿、蛋白尿、管型尿等症状。肾血管畸形如动脉瘤、动静脉瘘、血管瘤、肾梗死等引起的血尿的特征是反复发作的镜下或肉眼血尿。胡桃夹综合征是由于肠系膜上动脉和腹主动脉的夹角太小,对左侧肾静脉造成压迫,导致肾内有淤血,也可出现血尿。运动性血尿病因不明,多考虑是由肾静脉淤血,肾或膀胱黏膜血管病变所致的。全身系统性疾病如糖尿病、血友病、白血病等也可引起血尿。后腹腔、盆腔恶性肿瘤、炎性肿块等压迫、刺激、浸润泌尿系统也可出现镜下或肉眼血尿,同时伴有患侧的肾积水。特发性血尿主要是由肾血管畸形、微结石或结晶、肾乳头坏死等因素引起的。

二、脓尿

脓尿多为乳白色,浑浊,严重的患者可以形成脓液,多见于泌尿系统感染。正常情况下,尿中有少量的白细胞,离心后尿中的白细胞超过10个/高倍视野,或者常规尿检的白细胞超过5个/高倍视野,即可称为脓尿。依据患者在排尿期出现脓尿的时间和伴随的临床症状,可以初步确定病灶位置:最初的脓尿是尿道炎,而没有烧灼感的脓尿是膀胱炎。在此过程中,患者出现了大量的脓尿,伴随着膀胱刺激症状,伴有腰疼和发热。泌尿系统感染可分为非特异性感染和特异性感染。非特异性感染的病原菌以大肠杆菌为主,变形杆菌、葡萄球菌和肠球菌次之,厌氧菌、衣原体和真菌较少。特异性感染通常是由结核分枝杆菌、淋病奈瑟菌等细菌所致。

三、乳糜尿

乳糜尿是由大量脂肪、蛋白质、红细胞、纤维蛋白原组成的。如果有更多的红细胞,就会变成红色,即为乳糜血尿。乳糜微粒可在乙醚中溶解,从而使乳白色的尿液变得清亮,这就是诊断乳糜尿的方法。这种方法称作乳糜试验,可以区别出脓尿和晶体尿。丝虫病是导致乳糜尿的主要原因,然后是后腹腔肿瘤、结核和创伤。

四、气尿

气尿是在排尿过程中尿液中有气体的现象,多发生在尿道与小肠有瘘管的情况下。其多为外科手术或外伤所致,其次为结核、放射性肠炎、炎症性肠病及乙状结肠癌。除此之外,还有可能是由膀胱或肾盂内的产气菌感染所致,这种情况在糖尿病患者中比较常见。尿液中的产气菌将高浓度的尿糖分解成二氧化碳,从而引起气尿。

五、尿量出现异常

正常成年人每天尿量一般为700~2 000 mL,平均为1 500 mL,尿比重范围为1.003~1.030。通常情况下,尿量增加,尿比重则相应下降,以维持体液的平衡。

(一)多尿

多尿是指每日尿量大于2 500 mL。一般情况下,每日尿量大于3 500 mL。多尿是泌尿系统疾病中常见的一种。多尿发生在急性肾后性肾衰竭的多尿期,病因为肾脏浓缩功能下降或溶质多尿。

(二)少尿

一天尿量小于400 mL的情况称为少尿。突然少尿是急性肾功能衰竭的一个显著特征。少尿常见于休克、脱水、尿路梗阻、尿毒症等。

(三)无尿

无尿是指临床上每天尿量小于100 mL。持续性无尿常见于器质性肾衰竭,为氮质血症或尿毒症的表现,称为真性无尿症;结石或肿瘤引起输尿管完全性梗阻所致的无尿称为假性无尿症。急性血管内溶血也可以引起无尿。

第五节　排尿异常

一个成年人在24小时内排出的尿液量应该在1 000~2 000 mL,通常在晚上排尿的次数是0~2次。排尿不正常主要表现为尿频、尿急、尿痛、排尿困难、尿潴留、尿失禁等。

一、尿频

尿频是指小便频率增加,每一次排出的尿液量变少,但24小时内排出的尿液却没有变化。白天4~6次排尿,晚上0~1次。排尿次数增加,但单次排尿正常,24小时内排尿增加,称为多尿,并非尿频。在睡觉之前喝了很多水,如果精神紧张,就会有生理性尿频的症状。病理性尿频的原因如下。

(1)炎症性与机械性的刺激:尿路感染、膀胱内结石、肿瘤、留置导尿管等都会引起尿路感染,从而出现由神经反射导致的频繁排尿。

(2)膀胱容量的减少:膀胱内占位性病变、肿瘤压迫、膀胱部分切除等,导致膀胱体积减小,膀胱有效容积下降。

(3)排尿障碍:尿道狭窄、结石、异物、肿瘤、憩室、前列腺增生、膀胱颈挛缩等,都会引起膀胱颈部下方的梗阻,同时也会引起膀胱肌肉肥厚,从而增加膀胱的静息张力,使得膀胱还没有膨胀到正常体积就会出现尿意,从而出现尿频的症状。

(4)精神神经因素:主要是由精神压力、排尿相关的神经病变等所致的尿频。

二、尿急

尿急主要表现为有尿意,迫切想要小便,但是尿液的量却非常少,通常还会伴随着尿频或者尿痛。尿急一般是由泌尿系统炎症、膀胱容量减小、精神神经因素等引起的。

(1)泌尿系统炎症:尿急一般会伴随着尿痛,主要是由尿路炎症引起,尤其是膀胱三角区黏膜炎症、结石、后尿道炎、前列腺炎等。膀胱结石、肿瘤或者异物刺激都会导致相似的症状。

(2)膀胱容量减小:前列腺增生症、前列腺癌、膀胱挛缩、先天性病变、盆腔肿瘤、妊娠、腹疝等都是导致膀胱容量减小的主要原因。

(3)精神神经因素:由精神紧张,以及神经源性膀胱、脊髓损伤等原因所致的尿急一般不会伴有尿痛。

三、尿痛

尿痛是一种常见的症状,通常与尿频、尿急合并出现。尿痛主要是由下尿路炎症,或膀胱、尿道黏膜或更深层的组织的炎症刺激造成的。膀胱或尿道痉挛性收缩及神经反射也会导致尿痛,症状是会阴部或耻骨上区的扭曲性痛,或排尿时尿道灼痛。非炎性尿痛多是由尿道淤堵、尿道结石、异物等原因所致的,也有可能是由膀胱颈到外尿道口的任何一处阻塞所致的。除此之外,严重的血尿、尿液过酸也会导致尿痛。

四、排尿困难

排尿困难是指排尿过程不能顺利进行,须增加腹压才能排出的现象。其主要表现为尿线变细、排尿无力、射程缩短、排尿时间延长,还有尿滴沥不尽等情况。排尿困难症状主要有以下两种。

(1)机械性的排尿困难:膀胱颈部以下梗阻会导致机械性排尿困难,常见于膀胱颈挛缩,膀胱内结石、异物、肿瘤、血块阻塞尿道内口,前列腺增生症、尿道或尿道口狭窄,尿道瓣膜、憩室等疾病。女性尿道相对较短,不会出现机械性梗阻,主要是由阴道前壁囊肿、子宫肌瘤、卵巢囊肿、子宫后位、妊娠子宫及子宫脱垂等外力压迫所致。

(2)功能性的排尿困难:多由脊髓反射弧或皮质功能异常所致,如神经源性膀胱,会阴手术之后,麻醉之后,脊髓的损伤、肿瘤、隐性脊柱裂等,都会造成膀胱功能的异常,导致排尿困难。出现功能性排尿困难的原因还有很多,主要为精神压力大,膀胱括约肌松弛,肛门或女性的生殖器官的炎症、损伤造成的括约肌痉挛。

五、尿潴留

尿潴留主要是指尿液留滞于膀胱内而不能排出尿道,常常是由排尿困难发展而来的。其表现有急性尿潴留及慢性尿潴留两种。

(1)急性尿潴留:是指突然出现膀胱内充满尿液而不能正常排出的情况。这种情况比较常见,主要是由尿道损伤、尿道结石嵌顿、急性尿道炎,腹部、盆腔、脊髓损伤,以及会阴部的手术对膀胱神经的损伤所引起的。手术后出现暂时性尿潴留还可能是由腰部麻痹所致。另外,服用阿托品、冬眠药及普鲁苯辛等药物都有可能会引起患者的尿潴留现象。

(2)慢性尿潴留：多由前列腺增生症、尿道狭窄、神经源性膀胱、膀胱膨出及其他尿道梗阻性疾病所致，一般没有膀胱胀痛的感觉。

六、尿失禁

尿失禁是指尿液不自觉地从尿道排出的病理现象。从机制上看，可以将其划分为以下四种不同的类型。

(1)真性尿失禁：主要是因为膀胱逼尿肌过度收缩，括约肌松弛或麻痹，导致膀胱丧失储尿功能，从而导致尿液不由自主地从尿道排出。其多见于外伤、手术或先天性疾病所致的膀胱颈、尿道括约肌受损，也可见于女性尿道口异位及膀胱阴道瘘。

(2)充血性尿失禁：是一种因多种排尿异常而导致的慢性尿潴留，与膀胱颈梗阻、前列腺增生症、先天性精阜增生、尿道狭窄及尿道瓣膜等疾病有一定的关系。脊髓损伤，如脊髓肿瘤等的早期，出现膀胱挛缩，也会出现尿失禁。

(3)压力性尿失禁：如果逼尿肌的功能正常，那么尿道括约肌或盆底和尿道周围的肌肉及筋膜就会得到放松，这样平常还能自己控制排尿，但是当腹部的压力突然升高（比如大笑、咳嗽、喷嚏、体位突然变化等）时，膀胱压力也会突然升高，超过了原本就降低的尿道阻力，就会立刻有少量的尿液流出。一旦腹腔内的压力消失，这种症状便会立刻消失。产后损伤、会阴部及尿道损伤、阴道及尿道手术、尿道及尿道畸形、盆腔肿瘤是其主要病因。

(4)急迫性尿失禁：当膀胱损伤严重的时候，会对膀胱产生强烈的刺激，或大脑皮质对脊髓排尿中枢的抑制作用减弱，导致膀胱逼尿肌不自主地收缩或反射亢进，使尿意很急迫，从而导致尿失禁。

七、尿线异常

尿线异常主要表现为尿线变细、尿流分叉、滴状排尿、尿流中断、两段排尿、尿终滴沥等。一般尿线都有一定的粗细、形状、范围。尿流分叉主要是由尿道末端狭窄、前列腺增生及尿道发炎等所致。膀胱颈挛缩、后尿道狭窄、前列腺疾病及尿道压迫等疾病都会导致滴状排尿。尿道炎症、结石，以及前列腺增生都会导致尿流中断。尿道憩室、巨输尿管症均可见两段排尿。尿道憩室、尿道狭窄及前列腺炎等疾病都会导致尿终滴沥。

八、少尿与无尿

少尿是指患者 24 小时内尿量小于 400 mL 或每小时尿量小于 17 mL。无尿是指患者 24 小时内尿量小于 100 mL 或 24 小时内完全无尿。少尿或无尿常同时伴有氮质血症，导致出现尿毒症及水电解质、酸碱平衡的紊乱。确定患者少尿或无尿前，首先应该排除尿潴留。引起少尿或无尿的病因，依据其发生机制，可分为以下三大类。

(1)肾前性：临床上常会出现脱水、电解质紊乱、休克、低血压、进行性水肿、肾动脉栓塞、血栓形成及肿瘤压迫等症状。

(2)肾源性：主要表现为肾实质损伤，如严重创伤、中毒等导致的肾功能衰竭；慢性肾衰竭是由慢性肾炎、慢性肾盂肾炎、肾结核、多囊肾等导致的。

(3)肾后性：主要是由各种尿路梗阻引起的，如前列腺增生、结石、肿瘤等，还可能是由肾外压迫、粘连造成的梗阻引起的。由于泌尿系统阻塞,肾盂和肾小管的压力增加,从而降低了肾小球的有效滤过压,最终表现为肾小球滤过率降低,出现少尿。

九、多尿

多尿是一种常见的情况,当患者的尿量在24小时内超过2 500 mL,并且排尿次数增加,即可称为多尿。一般人喝太多水或者吃了太多的水果,都会有暂时性的生理性多尿。对于水肿患者来说,如果使用利尿剂或者是巨大的肾盂积水突然被疏通,就会有短暂多尿的症状。多尿是由肾的浓缩尿功能异常所致的,常见于:一是患有糖尿病、尿崩症、原发性醛固酮增多症、巨人症等内分泌及代谢性疾病者;二是患有肾功能不全、肾硬化、急性肾功能不全、高血压肾病、肾性尿崩症、肾性糖尿病、抗维生素D佝偻病等肾病者。另外,癔症性的多饮、多尿也是一种精神神经疾病。

十、漏尿

漏尿是指尿液不经尿道口而由泌尿系统瘘口中滴状流出尿道,可由难产、创伤、手术、结核、肿瘤、放射治疗等引起。另外,先天性输尿管异位开口于会阴、子宫、子宫颈、输卵管、阴道及膀胱外翻等也可发生漏尿。

十一、遗尿

遗尿是指3岁以上的未成年人醒来的时候能够自主控制排尿,在入睡后不自主地排尿于床上,俗称"尿床"。个别患儿除了夜间的遗尿外,白天睡眠也会有遗尿。器质性遗尿多由神经系统或泌尿系统疾病所致:神经系统疾病,如癫痫、脑肿瘤、脑血管意外、多发性脑脊髓硬化症、脊髓肿瘤、外伤性脊髓炎、脊柱裂、脑脊膜膨出等;泌尿系统疾病,如尿路梗阻性疾病及泌尿系统感染等。泌尿系统及神经系统功能没有异常的发现,多由神经系统发育不全或排尿训练不够、条件反射不完善所致的遗尿为功能性遗尿。功能性遗尿也可以是由熟睡时大脑皮层抑制、盆底肌肉松弛导致的。大多数未成年人的遗尿应该是属于功能性的。

十二、下尿路症状

下尿路症状是指由多种原因导致的排尿不适,如尿频、尿急、夜尿增多、急迫性尿失禁等,也有尿线细、射程短、排尿中断、排尿后滴尿、尿潴留等表现。广义上讲,下尿路症状可以由前列腺、膀胱、尿道及其他盆腔器官的病变引起,或者由神经性疾病累及支配膀胱的神经引起。这些病变包括良性前列腺增生引起的膀胱排尿梗阻和感染、炎症反应,以及膀胱、前列腺和尿道的肿瘤状态。一般来说,下尿路症状具有一定的非特异性,需要依据患者的临床症状来判断。下尿路症状伴有肉眼血尿或伴有试纸、镜下血尿提示有膀胱癌可能。如果有尿频、尿急和耻骨上疼痛,为更显著的提示。膀胱原位癌是非侵袭性的,但是有相当大的进展为膀胱癌的潜在危险;其经常渐进性地侵袭肌层或形成转移癌,典型的临床症状即是如此。老年人发生尿床,常由高压性慢性尿潴留引起。腹部视诊可以看见因膀胱明显变大引起的腹部明显膨隆。慢性尿潴留的诊断由触摸到变大、紧张的膀胱,膀胱叩诊呈浊音,做导尿术引流出大量尿液来确定。少数病例的下尿路症状可由神经性疾病引起脊髓或马尾受压,或者盆腔或骶骨的肿瘤压迫脊髓和马尾所致。相关的症状包括后背疼痛、坐骨神经痛、射精受影响,以及腿部、足部和会阴的感觉障碍。在这些少见的病例中,尾骨周围或会阴部感觉缺失,提示支配膀胱感觉的神经阻滞,怀疑有神经性病变的可以做 MRI 扫描,以确诊病情。

第二章 肾脏肿瘤

第一节 肾细胞癌

一、病因

肾细胞癌，又名肾腺癌，俗称"肾癌"，是一种源于肾实质泌尿小管上皮系统的恶性肿瘤，占肾脏恶性肿瘤的80%~90%。肾细胞癌包括多种亚型，源自泌尿小管不同部位的病变，但是不包括肾间质和肾盂上皮的其他肿瘤类型。吸烟被认为可能与肾癌相关，还没有确认其他明确的环境因素。

二、病理

大部分的肾癌发生在一个肾脏，通常是单个肿瘤，少数是多发病灶。多发病灶常见于遗传性肾癌和肾乳头状癌患者。肿瘤通常位于肾脏上下两极，大小差异较大，直径常在7 cm左右，常伴有假包膜并与周围肾组织分隔。两侧肾脏先后或同时发病的患者占散发性肾癌的少数。

（一）WHO肾细胞癌的病理分类

世界卫生组织（WHO）推出了几个版本的肾脏肿瘤分类标准，其中最为广泛应用的是1981年发布的第一版WHO分类标准。1997年，WHO依据对遗传性肾细胞癌的研究结果，结合遗传性肾细胞癌组织形态学、遗传学和肿瘤细胞起源等特征，提出了第二版肾实质上皮性肿瘤分类标准，并依据形态学变化将乳头状肾细胞癌分为Ⅰ型和Ⅱ型。因为许多遗传性肾细胞癌组织中都存在梭形细胞成分或细胞质内含有嗜酸颗粒，所以1997年的分类取消了以往的肉瘤样癌和颗粒细胞癌两种病理类型。2004年，WHO依据肾细胞癌组织形态学、免疫表型和遗传学特征，结合遗传性肾细胞癌患者的临床症状及影像学变化，对1997年的肾细胞癌病理组织学分类做了修改，保留了原有的肾透明细胞癌、乳头状肾细胞癌和肾嫌色细胞癌三种分类。2004年的分类体系延续了1998年未分类的遗传性肾细胞癌概念，形成了一个动态系统，将现在没法明确分类的遗传性肾细胞癌纳入其中，待进一步研究确认。2004年的分类系统进一步将集合管癌分为Bellini集合管癌和髓质癌，并新增了多房囊性肾细胞癌、Xp11易位性肾细胞癌、成神经细胞瘤伴发癌、黏液性管状及梭形细胞癌分型，将传统分类中的颗粒细胞癌归入高分级透明细胞癌，描绘了肿瘤组织中各亚型未分化癌成分的比例。与以往不同，这一新的分类和诊断标准将每种类型的遗传性肾细胞癌视为独立的疾病。

（二）常见肾细胞癌亚型的病理特点

1.肾透明细胞癌

肾透明细胞癌是肾癌中最常见的病理类型，占据了大多数病例。由于在其他肾癌亚型中也存在胞质嗜酸性的颗粒细胞，导致胞质中的颗粒不再是肾颗粒细胞癌的专有特征，故不再将肾颗粒细胞癌列为单独病理类型。因肾颗粒细胞癌细胞核分级的级别高，现在将其归类为高分级的肾透明细胞癌。

（1）大体检查：显示双侧肾脏发病率相等，一小部分患者可能呈现多中心性病变或两侧肾脏受累。表现为肾皮质内实性球形结节,与周围肾组织界限分明,可以看见假包膜;癌细胞富含脂质,切面表现为金黄色。肿瘤内常见坏死、出血和囊性变。切片可能呈现多彩状,偶尔可以看见钙化或骨化。

(2)组织病理学:癌细胞细胞质呈透明或嗜酸性,细胞膜清晰;组织内可以看见细小的薄壁血管呈网状间隔;肿瘤细胞呈巢状和囊泡状;肿瘤巨细胞可见于具有肉瘤结构的肿瘤组成部分,提示预后不良;部分肿瘤可见坏死、纤维黏液样间质、钙化和骨化。

(3)常用的免疫组化抗体:CK8、CK18、波形蛋白(vimentin)、CD10、EMA 阳性。

2.乳头状肾细胞癌

乳头状肾细胞癌占肾癌的一小部分。其发病年龄、性别、男女发病比例、症状和体征与肾透明细胞癌相似,大多数患者发病时处于Ⅰ期。乳头状肾细胞癌患者的预后较好。

(1)大体检查:病变累及双肾和多灶性者比透明细胞癌更常见;大体呈灰粉色,常见出血、坏死和囊性改变。

(2)组织病理学:依据组织病理学的变化,可将其分为Ⅰ型和Ⅱ型两个亚型。肿瘤细胞呈乳头状或管状结构,乳头核心有泡沫状巨噬细胞和胆固醇结晶。肿瘤细胞较小,胞质稀少,或胞质嗜酸性,瘤细胞核分级高。可以看见大面积坏死和肉瘤状区域,前者预示着预后良好,而后者则预示着预后不良。研究表明,Ⅰ型乳头状肾细胞癌患者的生存期高于Ⅱ型患者。

(3)常用的免疫组化抗体:与肾透明细胞癌相似,现有研究表明乳头状肾细胞癌 CK7 阳性,且Ⅰ型比Ⅱ型阳性率更高。

3.肾嫌色细胞癌

肾嫌色细胞癌只占肾癌的一小部分,平均发病年龄为 60 岁,男女发病率相似。与其他肾癌亚型相比,它没有特殊的临床症状和体征。影像学成像结果显示肿瘤较大,肿瘤密度或信号均匀,没有出血、坏死或钙化。

(1)大体检查:肿瘤没有包膜,但边界清晰,直径在 4~20 cm;切片呈均匀的棕褐色,可以看见坏死,但很少有出血灶。

(2)组织病理学:肿瘤为实体性结构,可以看见局灶性钙化,纤维间隔较厚;与肾透明细胞癌不同,肿瘤血管为厚壁血管,而非薄壁血管;肿瘤细胞体积大,呈多边形,胞质呈透明状、微网状,细胞膜清晰,可见嗜酸性胞质的肿瘤细胞,肿瘤细胞核的核周空晕是该类型的特征之一,可以看见双核细胞;Hale 胶体铁染色显示肿瘤细胞质弥漫性阳性。

(3)常用的免疫组化抗体:CK7 阳性,波形蛋白阴性,CMA 弥漫阳性,凝集素和小清蛋白阳性,肾细胞癌抗原弱阳性,CD10 阴性。另外,细胞质中还出现了 Hale 胶体铁阳性反应。

4.肾集合管癌和肾髓质癌

肾集合管癌,又称 Bellini 集合管癌,是一种起源于 Bellini 集合管的恶性上皮肿瘤;肾髓质癌起源于近端皮质区的集合管,几乎总是与镰状细胞血液病相关。肾集合管癌相对少见,其预后较差,患者平均生存期大概为 1 年。

(1)大体检查:均发生于肾脏中央部位;切片呈实性,灰色,边界不清,可以看见坏死。

(2)组织病理学检查:Bellini 集合管癌的诊断通常是排除性的,肿瘤的位置对诊断非常重要,组织学上可以看见不规则的管状结构和高度异型的细胞。肾髓质癌是一种分化较差的片状肿瘤,呈腺样囊性排列,有较多中性粒细胞浸润和镰状红细胞。

(3)常用的免疫组化抗体：这方面的研究很少。Bellini集合管癌低分子量角蛋白和高分子量角蛋白阳性，同时波形蛋白阳性，CD10阴性。肾髓质癌可表达低分子量角蛋白，但不表达高分子量角蛋白。

(三)分级

1997年，世界卫生组织建议将Fuhrman分级中的Ⅰ级和Ⅱ级合并为一级，为高分化；Ⅲ级为中分化；Ⅳ级为低分化或未分化。

(四)TNM分期

直径≤4 cm的肾肿瘤患者与直径在4～7 cm的肾肿瘤患者在复发率和5年生存率上存在差异，所以，2002年第六版AJCC癌症分期将第五版AJCC癌症分期中的T_1期分为T_{1a}期和T_{1b}期。T_{1a}肿瘤局限于肾脏，最大直径≤4 cm；T_{1b}肿瘤局限于肾脏，最大直径>4 cm但≤7 cm。在2002年AJCC病理分期评估N期时，要求检测到的淋巴结数应包括至少8个已切除的淋巴结，若淋巴结病理检查结果均为阴性或仅1个阳性，且检测到的淋巴结数<8个，则不评估患者为N_0或N_1。但若以淋巴结转移数确定病理N分期，则不受所测淋巴结数影响而确定为N_2。

三、临床症状

肾癌临床症状多种多样，早期临床症状缺乏特异性，血尿、腰疼、腹部包块的"肾癌三联征"临床发生率较低，确诊时已经是晚期。近年来，没有症状的肾癌的发病率呈逐年上升的趋势。

四、诊断

肾癌的临床诊断主要是依靠影像学的检查，胸部X线和腹部CT平扫加增强扫描是治疗前确定临床分期的主要依据，治疗方案的选择应参考治疗前的临床分期。若选择手术，则应依据手术后病理检查结果做病理分期。

(一)实验室检查

实验室检查包括血液、尿液、粪便、病毒指标、血液生化，以及血液肿瘤标志物的常规检查。目前还没有公认的肿瘤标志物可用于肾癌的诊断、鉴别诊断和预后判断。只有极少数肾癌患者的尿液中能发现脱落细胞，尿液脱落细胞并不是常规检查项目。实验室检查结果一般不能作为诊断肾癌的直接证据，但是可以为肾癌的诊断、治疗和预后提供一些参考。血清尿素氮、肌酐主要用于评价肾功能状况，肝功能、全血细胞计数、血红蛋白、血钙、血糖、血沉、碱性磷酸酶、乳酸脱氢酶等治疗前后的指标及治疗前后的变化可以为评价效果、判断预后提供一定的参考。

(二)影像学检查

各项影像学检查可以为临床诊断肾肿瘤、评价肾细胞癌临床分期、制订治疗方案、评价治疗效果及治疗后随访提供重要的参考依据。

1.胸部X线检查

这项检查是肾癌患者的常规检查。应该拍摄胸部的正位片、侧位片，以发现肺结节、肺转移及肺部和胸部的其他病变。胸部X线片是术前临床分期的主要依据之一。

2.B超检查

腹部超声是健康体检中肾脏肿瘤筛查的重要手段，也是诊断肾脏肿瘤较常用的一种方法。超声回声一般能反映肿瘤的组织学特征,大多数肾细胞癌为低回声或等回声,少数肾细胞癌为高回声;肿瘤周围没有回声区和低回声晕的存在也被认为是确定肿瘤恶性性质的指征。超声诊断肾细胞癌的敏感性和特异性与肾肿瘤的大小密切相关。常规超声检查肾小肿瘤的灵敏度不如CT,但在10~35 mm的病变中,超声和CT鉴别肿块为囊性或实性的准确率分别为82%和80%。超声表现:小肿瘤的肾轮廓可能没有明显改变,仅腹膜轻度升高;较大肾肿瘤的肾轮廓可能有限扩大,肾结构紊乱,一些晚期肾癌因与周围组织粘连而界线不清。小的肾肿瘤通常是高回声或低回声且均质;中等大小的肾肿瘤大多是低回声和不均匀的;大的肾肿瘤具有极不均匀的回声,由于肿瘤内出血、坏死和液化,可能出现不规则的没有回声的暗区。当肿瘤压迫肾盂时,肾盂可能变形移位,甚至中断。肾肿瘤早期没有侵犯肾周血管,中晚期可出现肾静脉或下腔静脉血栓形成,表现为肾小管腔梗阻,回声高。到中晚期,靠近肾门的腹膜后可以看见大小不一、均匀性不同的圆形或椭圆形低回声结节,多为淋巴结的转移。

3.彩色多普勒检查

除了B超的超声表现外,彩色血流显示肾弓血管环内彩色血流受压中断,不规则血管分支进入肿瘤内。肿瘤内血流大多丰富,可以检测到高阻力、高速度的动脉频谱。

4.超声造影检查

超声造影能很好地显示肾内各级血管分支、肾组织外周或内部微血管的灌注情况及肿瘤,提高了肾肿瘤的良恶性鉴别诊断率,尤其是在诊断囊性肾癌或囊性壁结节或囊性恶性病变时,可明显改善普通超声低血流显示率,明确诊断;还可提高超声与病理诊断的符合率。注射超声造影剂后,良恶性肿瘤血流显示均相应增强,但增强程度和持续时间有明显差异。恶性肿瘤的血流增强程度明显高于良性肿瘤,造影剂的轮廓化速度也比良性肿瘤快,依据这些特点可以判断肿块的良恶性。超声造影检查显示肾囊肿、脓肿等良性病变血流信号未增强;在胚胎性肾肿瘤和恶性肿瘤中,动脉期有明显的增强,延迟期有明显的减弱。肾细胞癌和恶性肾肿瘤的彩色血流均可增强,但肾细胞癌的增强程度高于恶性肾肿瘤,且消失得更快。肾细胞癌假包膜在灰度超声上显示为肿瘤周围的低回声晕,在谐波超声上显示为肿瘤周围的延迟增强带。碘过敏和肾功能不全的患者也可以通过超声获得满意的肾增强扫描。

5.腹部X线平片及静脉尿路造影

腹部X线平片和静脉尿路造影不是肾癌的常规诊断检查,但在有临床指征时会做。腹部X线平片可显示腹部和骨盆中一些实体器官的轮廓,以及肾脏和肋骨的位置,有利于选择开放手术的手术切口。静脉尿路造影在诊断泌尿系统疾病方面仍然很有价值。

在做造影检查前,应拍摄腹部平片以排除泌尿系统阳性结石或钙化。钙化常见于结核和肿瘤。结核性钙化通常呈弧形或斑块状。在腹部X线平片上,一些肿瘤可能会出现斑块状或点状钙化,偶尔会出现大块钙化。

在造影检查中,造影剂会通过肾脏进入尿路。静脉注射5分钟后的肾实质显像有利于观察任何占位性病变,并对肾功能做总体评估。对于肾功能减退的患者,造影剂的延迟分泌可能会导致肾实质显影效果不佳或无法显影。

肾肿瘤的静脉尿路造影表现有以下几点。一是肿瘤较小,位于肾实质内或其腹侧及背侧时,组织密度对比差或前后重叠,不能显示,肾脏的形态可表现正常。肿瘤位于肾边缘区或肿瘤大时可以引起肾脏的变形,如肾脏不规则变大或局部有肿块突出。二是肿瘤可以压迫肾盂、肾盏,使之移位、拉长、变窄、扩张。肿瘤可以破坏肾盂、肾盏,如肾盂、肾盏边缘不光整、毛糙及消失。三是肾肿瘤形态可以呈圆形或不规则形,多为低密度的肿块,密度不均匀,有不规则的钙化。四是肾功能可以表现为正常、下降、消失。

6.计算机断层扫描(CT)

CT具有高密度、高空间分辨率的特点,能完全检出肾脏肿块。肾癌的CT表现如下:依据肿瘤的大小和位置,肾脏的形态可有不同的表现。肾盂、肾盏受压、破坏、梗阻、扩张。肿瘤多为圆形、卵圆形、不规则结节或肿块,可分叶状分布于肾实质内,部分突出于肾表面。肿块较小时密度均匀,肿块较大时常伴有出血和坏死,导致密度不均匀。增强后,动脉期早期肿瘤周围及边缘可以看见弯曲的肿瘤血管,呈结节状、弧形、条状。在实质期,大多数肿瘤呈中等至高度强化,密度不均匀。一小部分肿瘤不明显或没有增强。因为肿瘤血管常形成动静脉瘘,增强早期肿瘤内造影剂排出较早,所以增强后实质期肿瘤密度低于肾实质,呈低密度肿块。增强后肿瘤密度较增强前更不均匀,坏死区域增多明显;肿瘤边界较增强前清晰或大部分清晰,但是不明显,少数肿瘤边界模糊。少数肿瘤呈浸润性生长,肾体积变大,或沿肾周浸润性生长,肿瘤边界不清。增强图像显示,肿瘤呈不规则板层状、弥漫性浸润和分布,密度低且不均匀,或环绕肾脏。另外,少数肿瘤呈囊性或囊实性,影像学诊断称为囊性肾癌,增强前肿瘤低密度,密度不均匀,低密度区明显。强化后,肿瘤实性部分中至高度强化,表现不规则片状、结节或团块,如分离,隔厚不均,囊肿壁厚而不规则。肿瘤与肾实质的界线模糊。CT扫描显示肿瘤局部钙化,表现为不规则的点、小曲线、条状、斑块或不规则团块,散在肿瘤体内或边缘部位。少数病例可以看见肾静脉或下腔静脉肿瘤血栓。病例血管增厚,增强时血管内可以看见低密度软组织影,沿血管走行分布。肾癌淋巴结转移首先到达肾周区、肾门及腹膜后主动脉和下腔静脉周围。孤立的软组织结节或融合成肿块出现在这个区域。多层螺旋CT在不影响阴影图像质量的情况下,可以在任意平面上对图像做重组,通过多平面重建、最大密度投影、体积重建等重建方式,可以清晰显示肾动脉及其分支、肾静脉、下腔静脉,增加囊性肾癌分离、结节增强等恶性特征。多层螺旋CT与MRI对肾细胞癌的临床分期具有相似的价值。多层螺旋CT空间分辨率高,对小脑室血栓的显示比MRI更敏感,但是多层螺旋CT扫描无法区分血液和栓子的密度差异,栓子的显示需要增强扫描。当血栓被阻塞,或肿瘤及淋巴结被扩大、压缩以阻止造影剂流入时,多层螺旋CT无法准确地显示腔静脉内血栓的上边缘,影响分期的准确性。多层螺旋CT血管造影和增强磁共振血管造影可以准确评估肾脏血管的数量、排列,以及肿瘤与周围动脉分支的邻近程度。多层螺旋CT尿路造影可以获得与逆行肾盂造影相似的图像,可以更直观地显示肿瘤与集合系统的关系。

7.磁共振成像(MRI)

MRI对肾肿瘤分期的准确性高于CT,尤其是在确定静脉血栓的大小、范围和脑转移方面。磁共振成像的对比分辨率优于CT,因为它无须使用造影剂就能区分血液和血栓。T_1加权成像(T_1WI)可有效显示肾脏的解剖结构及其与周围器官的关系。肾脏的中低信号强度与肾周脂肪的高信号强度形成鲜明对比,可在T_1WI上清晰显示肾皮质和髓质。另外,冠状位和矢状位T_2加权成像(T_2WI)对于确定肾脏肿瘤的范围、肿瘤是否起源于肾脏,以及评估肾外侵犯和分期也很有价值。

与肾细胞癌相关的MRI信号变化多种多样,有时甚至与肾皮质信号相似。MRI不一定能发现小的肾肿瘤,所以MRI不适合作为诊断肾癌的主要成像方法。但是,当CT或其他检查无法确定肾脏肿瘤的性质时,MRI在确定其来源和特征方面具有价值。

T_1WI上肾细胞癌的信号强度可能高于或低于邻近的肾实质。由于肿瘤内经常出血和坏死,T_2WI上的信号强度可能会不均匀地增高。磁共振成像可清楚显示肾周脂肪、肾静脉和下腔静脉是否受侵或有无肿瘤栓塞。冠状位或矢状位比横断位能更清楚地显示肾脏的上下两极,比CT更容易判断肿瘤的侵犯范围。在MRI中,空血流使血管呈低信号,而肾静脉和下腔静脉中的肿瘤血栓呈中信号(T_1WI)或高信号(T_2WI),形成鲜明对比。MRI还能确定肿瘤是不是围绕在这些血管周围。MRI通常比CT更容易区分肿大的淋巴结和小血管。一般认为,CT和MRI对肾癌T_1、T_2和T_3分期的准确性基本相同,但MRI对T_3和T_4分期的准确性高于CT。随着超高场强磁共振设备、梯度回波、平面回波成像技术的发展,以及新型快速扫描序列的开发和应用,MRI的单层成像时间甚至可以达到亚秒级水平,器官的运动伪影也可以大大减少。磁共振血管造影术和数字减影血管造影术在诊断上没有区别,磁共振血管造影对肾动脉分支显示的特异性可达100%,对肾动脉狭窄、肾动脉瘤及肾动静脉畸形的诊断及肾功能的评价都有重要作用。另外,弥散加权成像、表观扩散系数、磁共振灌注成像、磁共振波谱分析及MRI新型对比剂、介入磁共振成像技术等的开发和应用又可以进一步提高MRI的诊断和鉴别诊断符合率。

8.肾血管造影

肾动脉造影不常用作肾癌的诊断方法,多与肾动脉栓塞术同时做。肾癌血管造影可以显示:肾动脉干增宽、肾内血管移位、肿瘤新生血管形成、动静脉瘘等。当临床怀疑静脉肿瘤血栓时,下腔静脉及肾静脉血管造影可了解肿瘤血栓的大小及范围,便于制订手术方案。肾血管造影对肾脏肿瘤的诊断价值有限,并不是诊断肾癌的常规检查。但是需要姑息性肾动脉栓塞治疗或保留肾单位的患者,术前需要了解肾血管及肿瘤血管分布的患者,可以选择肾血管造影。

9.正电子发射计算机断层显像(PET)和PET-CT检查

PET和PET-CT也用于肾细胞癌的诊断、分期和鉴别诊断。研究表明,肾肿瘤恶性程度越高,细胞膜葡萄糖转运蛋白-1的表达越高,氟代脱氧葡萄糖的摄取增加。静脉注射的氟-18标记的脱氧葡萄糖中大概有一半没有代谢,而是直接由肾脏排出。氟-18标记的脱氧葡萄糖不被肾小管重吸收,放射性药物集中在肾集合系统,影响肾脏病变的显示,而不影响淋巴结转移和远处转移。由于肾细胞癌血流丰富,肿瘤组织缺氧较少,细胞膜葡萄糖转运蛋白-1表达较低,己糖激酶线粒体活性较低,因此肿瘤组织中葡萄糖代谢水平相对较低。另外,肾细胞癌组织中高水平的6-PO_4-脱氧葡萄糖分解代谢酶均可导致肿瘤组织对FDG的摄取低或不摄取,并可能出现假阴性。几组研究表明,氟-18标记脱氧葡萄糖PET在诊断原发性肾肿瘤方面不如CT准确,但在诊断肾细胞癌的淋巴结转移和远处转移方面优于其他常规成像方法,如CT、MRI、超声、X线片和骨显像,转移性淋巴结很少出现假阴性。近年来,有研究使用对肾集合系统干扰较小的碳-11标记乙酸盐作为肾脏PET的显像剂。肾细胞癌与正常肾组织对碳-11标记乙酸盐的摄取率相同,但清除率明显低于正常或非肿瘤肾组织,所以碳-11标记乙酸盐可以很好地区分肾细胞癌与非肿瘤肾组织,提高PET对肾细胞癌的诊断准确性。氟-18标记的脱氧胸腺嘧啶能够反映肿瘤细胞的增殖情况。

10.核素骨显像检查

核素骨显像可以比X线早3~6个月发现骨转移。骨转移的常见部位是躯干骨、下肢骨和颅骨。在存在退行性骨关节病、陈旧性骨折和其他病变的情况下,核素骨显像可能出现假阳性。孤立区域的骨放射性密集或稀疏,需要通过X线、CT或MRI扫描确认是否有骨破坏,以明确是否有骨转移的情况。

11.肾造影检查

肾造影是肾小球滤过率测量、肾脏静态成像和肾脏断层扫描的总称。它不仅能显示肾脏的血液供应、形态和在腹部的位置，还能提供多项肾功能指标。肾脏肿瘤定位的准确性与MRI相近，高于超声和CT。核素系列肾显像有利于准确显示肾占位性病变的位置，对鉴别肾占位性病变的良恶性有参考价值；可鉴别腹膜后肿块是肾内还是肾外；可诊断有无漏尿及漏尿情况；可以定量分析肾功能。

（三）组织学检查

在非肿瘤性肾脏疾病中，肾穿刺活检已成为常规检查。然而，由于CT和MRI诊断肾脏肿瘤的准确率高达95%，而肾穿刺活检的假阴性率为15%、假阳性率为2.5%，且可能存在穿刺风险和潜在的扩散风险，因此，不建议将肾穿刺活检作为诊断肾癌的常规检查。对于难以通过影像学诊断确定性质的肾小肿瘤患者，可以选择保留肾单元手术或定期随访检查；对于可以保留肾单元手术的肾肿瘤患者，不建议做术前穿刺检查；对于不能手术治疗，需要全身治疗或其他治疗的晚期肾肿瘤患者，可以选择肾穿刺活检获得病理诊断，以便在治疗前明确诊断。

五、治疗

（一）局限性肾细胞癌的治疗

1.局限性肾细胞癌的定义

在2002年版的AJCC癌症分期中，局限性肾细胞癌被定义为$T_{1\sim 2}N_0M_0$期，临床分期为Ⅰ期和Ⅱ期，通常被称为早期肾细胞癌。

2.局限性肾细胞癌的治疗原则

局限性肾细胞癌的首选治疗是手术，可以是根治性肾切除术和肾单位保留手术。不适合开腹手术、需要尽量保留肾单位功能、有全身麻醉禁忌证、肾功能不全、肿瘤最大直径<4 cm、位于肾周的肾细胞癌患者，可选择射频消融、高强度聚焦超声和冷冻消融。根治性肾切除术可通过开放手术或腹腔镜手术进行，可选择经腹或经脐入路。局部或扩大淋巴结清扫的根治性肾切除术仅有利于病理分期，效果与根治性肾切除术相同。对于局限性肾细胞癌，根治性肾切除术之前通常不做肾动脉栓塞，手术后没有标准的辅助治疗方案。根治性肾切除手术后5年生存率高，手术病死率低，局部的复发率较低。

3.根治性肾切除术（RN）

根治性肾切除术的手术途径和手术方式的选择如下。

开放式根治性肾切除术的主要手术入路是经腰椎、腹腔和胸腹联合切口。经典根治性肾切除术早期，为了尽早结扎肾血管，肾细胞癌手术采用经腹切口作为标准入路，但当肿瘤较大、肿瘤位于肾门周区或肾周粘连明显时，术中有时难以先结扎肾血管。除了肿瘤的分期、肿瘤的位置、患者的大小等因素外，肾细胞癌手术开放路径的选择更多地取决于术者对各种手术路径的掌握程度，并依据手术过程中的具体情况及早决定是否可以结扎肾血管。腹腔镜根治性肾切除术（LRN）和肾部分切除术治疗肾癌的效果与同期开放手术相同，已经成为治疗局限性肾癌的标准手术方式。

（1）区域或扩大淋巴结清扫：肾两侧区域淋巴结包括肾门淋巴结、下腔静脉旁淋巴结、腹主动脉旁淋巴结、肾淋巴引流区腹膜后淋巴结。区域淋巴结清扫包括右侧横膈膜蒂处的淋巴结、沿下腔静脉周边向下至腹主动脉分叉处的淋巴结、右侧肾淋巴引流区内的腹膜后淋巴结、左侧横膈膜蒂处的淋巴结、沿腹主动脉周边向下至腹主动脉分叉处及腹膜后淋巴结内左侧肾淋巴引流区。在区域淋巴结清扫的基础上增加扩大淋巴结清扫，包括腹主动脉与下腔静脉之间的淋巴结，以及患肾对面腹主动脉或下腔静脉前后的淋巴结。

对局限性肾细胞癌患者做区域或扩大淋巴结清扫术可能仅仅起到了准确判定肿瘤分期的作用，而对远期效果没有明显提高。对局限性肾细胞癌患者做RN时，不用常规做区域或扩大淋巴结清扫术。

(2)保留同侧肾上腺的根治性肾切除术：经典RN的范围包括受累肾脏的同侧肾上腺。

满足以下四个条件的患者，可以选择保留同侧肾上腺的RN：①临床分期为Ⅰ期或Ⅱ期。②肿瘤位于肾脏的中下部。③肿瘤最大直径<8 cm。④术前CT显示肾上腺正常。但是若在手术中发现异常，则应该切除同侧的肾上腺。

(3)保肾手术：包括部分肾切除术、楔形肾切除术和肾肿瘤去核术。合适患者选择肾单位保留手术是可行的。以下是三种肾单位保留手术的适应证。

1)绝对适应证：肾癌发生于解剖或功能孤立的肾脏，根治性肾切除术会导致肾功能不全或尿毒症，如先天性孤立肾、对侧肾功能不全或无功能的肾癌和双侧肾癌。

2)相对适应证：患有某些良性疾病或其他可能导致肾功能恶化的疾病的患者在肾癌对侧的肾脏。

3)可选择适应证：临床 T_{1a} 期，肿瘤位于肾外周，对侧肾功能正常的孤立且无症状的肾癌可以选择保留肾单位的手术治疗。

现如今对保留肾单位手术的绝对适应证、相对适应证学术界没有争议，对符合这两个适应证的肾肿瘤大小及部位也没有明确的限定，一般适用于4 cm以下的肿瘤。开放性手术仍是保留肾单位手术的标准术式。保留肾单位手术肾实质切除的范围应该距离肿瘤边缘0.5～1.0 cm。

(4)腹腔镜手术：现在已经广泛应用于许多男性泌尿生殖系统疾病的治疗，腹腔镜根治性肾切除术(LRN)在国内外非常流行，并已成为局限性肾细胞癌手术治疗的常规手术。腹腔镜手术入路包括腹腔镜根治性肾切除术和腹腔镜肾部分切除术。手术路径分为经腹、后腹膜和手辅助腹腔镜。切除的范围和标准与开放手术相同。与开放手术相比，LRN具有手术后切口疼痛减轻、切口和损伤较小、住院时间短、手术后恢复快等优点。长期随访的结果显示，两种手术方式的效果是相同的。

(5)微创治疗：射频消融、高强度聚焦超声及冷冻消融治疗肾癌现在均处于临床研究阶段，并没有循证医学Ⅰ～Ⅲ级证据水平的研究结果，长期效果无法确定，应该严格按照适应证做慎重选择，可以手术治疗的患者一般不将其作为首选的治疗方法。如果做这种治疗，应告知患者具体的实际情况。

适应证：不适合开腹手术者、需要尽量保留肾单位功能者、有全身麻醉禁忌者、肾功能不全者、肿瘤直径<4 cm且位于肾周者。

(二)局部进展性肾细胞癌的治疗

1.局部进展性肾细胞癌的定义

局部进展性肾细胞癌是指肿瘤局限于肾周筋膜，伴有局部淋巴结转移和(或)肾静脉肿瘤血栓形成和(或)下腔静脉肿瘤血栓形成和(或)肾上腺转移或肿瘤侵袭肾周脂肪组织和(或)肾窦脂肪组织,没有远处转移的肾癌,2002年版AJCC癌症分期为$T_{1\sim3}N_1M_0$、$T_3N_0M_0$,临床分期为Ⅲ期。这通常被称为中期局部进展性肾细胞癌。

2.局部进展性肾细胞癌的治疗原则

根治性肾切除术是局部进展性肾细胞癌的首选治疗方法,局部进展性肾细胞癌患者手术后没有标准的辅助治疗方案。由于淋巴结转移性肾细胞癌患者预后较差,主张大多数淋巴结转移性肾细胞癌患者手术后应做辅助医学治疗。对于转移性淋巴结或血管瘤栓子,要依据病变程度、患者身体状况、主治医师技术水平等因素选择是否切除。对于不能完全切除的Ⅲ期肾癌,可以选择术中或手术后放射治疗,或参考转移性肾癌的治疗。

3.肾细胞癌伴区域淋巴结转移的外科治疗

肾癌淋巴结转移的高危因素如下。一是肿瘤临床分期为T_3或T_4。二是肿瘤最大直径>10 cm。三是核分级为Ⅲ~Ⅳ级。四是肿瘤组织含有肉瘤样成分,肿瘤组织坏死。对于伴有淋巴结转移的肾癌患者是否应在肾移植手术中加入局部或扩展淋巴结清扫,现在缺乏多中心随机对照研究。一般情况下,对于局部进展性肾细胞癌患者,建议在RN过程中尽可能切除肉眼可以看见的肿大淋巴结。

4.肾细胞癌伴肾上腺转移的外科治疗

局部进展性肾细胞癌患者的RN应考虑切除同侧肾上腺,但绝大多数肾上腺转移患者伴有远处转移,所以治疗应以内科为主,单纯手术治疗仅适用于孤立性肾上腺转移患者。需要注意的是,双侧肾上腺转移引起的肾上腺皮质功能减退可导致死亡,所以对双侧肾上腺转移患者的手术治疗应该慎重考虑。

5.肾细胞癌伴静脉瘤栓的外科治疗

肾细胞癌的一个特殊的生物学特征是容易侵入下腔静脉形成肿瘤血栓,其发病率相对较低,许多肾细胞癌患者合并肾静脉或下腔静脉肿瘤血栓在影像学上没有远处转移。肾细胞癌合并肾静脉或下腔静脉血栓,没有淋巴结或远处转移的患者做肾移植手术,并能完整切除肾静脉和下腔静脉血栓,手术后5年生存率较高。手术方案是依据血栓的范围而定的。依据血栓侵入程度将静脉血栓程度分为5个等级。

0级:瘤栓局限在肾静脉内。

Ⅰ级:瘤栓侵入下腔静脉内,瘤栓顶端距肾静脉开口处≤2 cm。

Ⅱ级:瘤栓侵入肝静脉水平以下的下腔静脉内,瘤栓顶端距肾静脉开口处>2 cm。

Ⅲ级:瘤栓生长达肝内下腔静脉水平,膈肌以下。

Ⅳ级:瘤栓侵入膈肌以上下腔静脉内。

腔静脉血栓的长度是否影响预后仍有争议,而腔静脉壁的侵犯是一个不良的预后因素。

伴有肾静脉或下腔静脉肿瘤血栓的局部进展性肾癌患者,若与以下三个因素之一相关,则手术治疗效果不佳:肿瘤侵入肾周脂肪;肿瘤血栓直接侵犯腔静脉壁;局部淋巴结转移。Ⅲ级和Ⅳ级下腔静脉血栓的手术应在低温体外循环下进行,腔静脉血栓切除术的发病率和病死率较低。TNM分期、血栓长度、血栓是否浸润腔静脉壁与预后有直接关系。在临床分期为$T_{3b}N_0M_0$的患者中,CT或MRI扫描提示下腔静脉壁侵犯或淋巴结转移或远处转移的患者,不建议做下腔静脉血栓切除术。

6.局部进展性肾癌的手术后辅助治疗

局部进展性肾癌根治性肾切除术后没有标准的辅助治疗选择。肾癌是一种对放射敏感的肿瘤,单纯的放射治疗效果不佳。术前放射治疗现在很少使用,手术后不建议对肿瘤床区做放射治疗。然而,对于还没有完全切除的Ⅲ期肾癌,可以选择术中或术后做放射治疗。

(三)转移性肾细胞癌的治疗

有一部分肾细胞癌患者在初次诊断时伴有远处转移,局限性肾细胞癌做 RN 后还有一部分患者将出现远处转移,在肾细胞癌患者中有一半最终将发展成为转移性的肾细胞癌。

1.转移性肾细胞癌的定义

有远处转移的肾细胞癌称为转移性肾细胞癌,2002 年版 AJCC 临床分期为Ⅳ期,包括 $T_4N_0M_0$ 期肾癌。人们习惯称之为晚期肾细胞癌。

2.转移性肾细胞癌的治疗原则

转移性肾细胞癌应采用以内科为主的综合治疗,外科手术主要为转移性肾细胞癌辅助性治疗手段,极少数患者可以通过外科手术而获得较长期的生存。

3.转移性肾细胞癌的外科治疗

转移性肾细胞癌的原发病变切除被称为减瘤性肾切除术或辅助肾切除术,手术后的转移性病变需要药物治疗和(或)放射治疗。单纯手术治疗后远处转移患者的 5 年生存率较低。转移性肾细胞癌应采用以内科为主的综合治疗,手术主要是转移性肾细胞癌的辅助治疗,极少数患者通过手术获得较长的生存期。转移性肾细胞癌预后 Motzer 评分中,身体状况良好、危险因素低的患者应首选手术治疗,切除原发肾灶可提高 IFN-α 和(或)白细胞介素-2 治疗转移性肾细胞癌的效果。根治性肾切除手术后出现孤立性转移的患者,以及孤立性转移伴肾癌且行为状态良好的患者,可以选择手术治疗。依据患者的身体状况,上述转移性病变的切除可与肾脏手术同时做或分期做。

(1)减瘤性肾切除术:对减瘤性肾切除术实际价值的评价一直存在争议。大多数泌尿科医师认为,部分转移性肾细胞癌患者做减瘤性肾切除术后转移灶可以自然消退,同时切除原发灶和转移灶可增加治愈机会,减少肿瘤的负荷,便于后续的治疗,手术可减轻患者症状。但也有学者认为,肾细胞癌手术后转移灶自然消退的比例过低,不能作为选择手术的理由,而且手术会增加并发症和病死率,降低手术后患者的免疫功能,不利于后续的治疗,肾动脉栓塞或放射治疗也能缓解症状。

研究结果显示,减瘤性肾切除术+IFN-α 可显著延长患者无疾病进展时间,延长患者生存期。目前主流观点认为,选择身体状况评分较好的患者做肾次全切除术+免疫治疗可作为转移性肾细胞癌的标准治疗模式。也有学者认为,由于相当数量的转移性肾细胞癌患者在肾大部切除术后无法获得随访治疗,或病情进展,或死于术中及术后并发症,因此建议转移性肾细胞癌患者先接受全身治疗,待转移灶出现缓解后再做辅助肾大部切除术,以防止手术造成死亡。对于转移性肾细胞癌患者的肾次全切除术的选择和手术时机没有统一的标准,大多数人认为选择肾次全切除术的指征如下:①手术能切除大部分肿瘤负荷。②没有中枢神经系统、骨骼或肝脏转移。③心肺功能储备充足。④ECOG 身体状态评分 0~1 分。⑤肿瘤的主要成分为透明细胞癌。但是转移性肾细胞癌患者手术后发病率和病死率较高,只有极少数患者在肾次全切除术后转移灶会自然消退,所以不应该仅以自然消退为目的而选择肾次全切除术。

(2)肾细胞癌浸润邻近脏器或组织的手术治疗:肾细胞癌多表现为扩张性生长,极少表现为浸润性生长,肿瘤浸润超越Gerota's筋膜,侵犯后腹壁、腰肌大肌、腹膜后神经根及邻近脏器,相关手术方法报道较少。大多数报告表明,如果肾细胞癌侵犯邻近器官,很少有患者在手术后存活能超过5年。

(3)手术后复发肿瘤的手术治疗:肾细胞癌手术后局部复发率低,手术后定期随访可以早期发现局部复发的肿瘤,再加上影像诊断技术的进步,部分患者仍有机会再次手术根治。

(4)转移性肾癌伴区域淋巴结转移的手术治疗:局限性肾癌伴淋巴结转移预后较差,转移性肾癌患者伴淋巴结转移也是预后较差的标志。对于临床诊断为转移性肾癌并有区域淋巴结转移的患者,是否需要局部或扩大淋巴结清扫做肾次全切除术是存有争议的。

4.转移性肾细胞癌的内科治疗

(1)细胞因子治疗:干扰素-α是治疗转移性肾细胞癌的有效药物之一,也是第一个应用于临床的基因重组细胞因子。临床上治疗转移性肾细胞癌的主要药物是IFN-α2a和IFN-α2b。IFN-α的剂量在文献中被分为低、中、高剂量。IFN-α的最佳剂量和持续时间现在还没有定论,常用治疗剂量是每天9~18 MIU,皮下或肌内注射,每周3次。为了提高患者对干扰素的耐受能力,可采用逐步递增的方案,即从"3 MIU,3次/周×1周"开始,到"6 MIU,3次/周×1周",再到"9 MIU,3次/周×(8~10)周"。多数学者建议3个月为一个疗程,少数学者主张持续治疗1年。在应用IFN-α治疗期间,应每周检查一次血常规及肝功能,当白细胞计数低于$3×10^9$/L或肝功能异常时应停药,恢复后继续治疗。若患者不能耐受每次9 MIU的剂量,则应将剂量减少到每次6 MIU,甚至每次3 MIU。白介素-2是治疗转移性肾细胞癌的另一种有效的细胞因子,文献中白介素-2每天应用的剂量分为高剂量方案和中、低剂量方案,一般认为用药剂量达到患者需要住院监护的程度称为高剂量方案。研究结果显示,白介素-2低、中剂量治疗我国转移性肾细胞癌的效果与国外报道相同,且可延长患者生存期,不良反应以轻、中度为主,患者可耐受。白介素-2推荐剂量:每天18 MIU,皮下注射,每周5天,应用5~8周。

(2)分子靶向治疗:是指在肿瘤分子生物学的基础上,针对与肿瘤相关的特定分子,利用针对目标分子的特异性制剂或药物,关闭或阻断肿瘤发展过程中关键的生长因子、受体、激酶或信号通路,从而达到抑制肿瘤细胞生长的效果,起到抗肿瘤作用的方法,或促进肿瘤细胞凋亡,抑制肿瘤血管生成等方法或手段。肾癌具有独特的分子发病机制,针对这些异常发病机制的分子靶向药物在晚期肾癌的治疗中取得了突破。

(3)化学治疗:吉西他滨、氟尿嘧啶或卡培他滨、顺铂主要用于转移性肾细胞癌的治疗;吉西他滨联合氟尿嘧啶或卡培他滨主要用于透明细胞为主型转移性肾细胞癌;吉西他滨联合顺铂主要用于转移性非透明细胞为主型肾细胞癌;如果肿瘤组织含有肉瘤样分化成分,可在化学治疗方案中与阿霉素联合使用。化学治疗的有效率较高,可以选择作为转移性非透明细胞癌患者的一线治疗。

(4)肿瘤疫苗:应用肿瘤疫苗治疗晚期肾癌现在处于Ⅰ~Ⅱ期临床试验阶段,没有明确的效果。

(5)过继性细胞免疫治疗:在肿瘤的病灶中,往往会发现大量的淋巴细胞,这些淋巴细胞被称为肿瘤浸润淋巴细胞。然而,临床试验结果表明,肿瘤浸润淋巴细胞在体内的抗肿瘤效果并不好。

5.转移性肾细胞癌的放射治疗

对于局部肿瘤床复发、局部或远处淋巴结转移、骨或肺转移的患者,姑息性放射治疗可达到缓解疼痛、提高生存质量的目的。近年来开展的立体定向放射治疗能较好地控制复发或转移灶,尤其是对肾癌脑转移,但是应该在有效的全身治疗的基础上进行。肾癌脑转移应以内科综合治疗为主,但是有脑水肿症状者应加用皮质类固醇。对于伴有身体其他部位转移的脑转移患者,激素和脑放射治疗是治疗脑转移的重要手段。对于行为状态良好且单纯脑转移的患者,可以选择颅脑手术、立体定向放射治疗或放射治疗联合颅脑手术。

(四)遗传性肾细胞癌的诊治原则

1.遗传性肾细胞癌的诊断

遗传性肾细胞癌罕见。其临床诊断应参考以下几个基本原则:①发病者多为中青年,没有家族史。②肾肿瘤多为双侧、多发,影像学上具有肾细胞癌各种亚型的特征。③有相应遗传综合征的其他表现,如VHL综合征可合并中枢神经系统改变及视网膜血管母细胞瘤、胰腺囊肿或肿瘤、肾上腺嗜铬细胞瘤、附睾乳头状囊腺瘤、肾囊肿等。④确认相应的染色体和基因异常。

2.遗传性肾细胞癌的治疗

大多数遗传性肾细胞癌在治疗方法和原理上与VHL综合征相似。VHL综合征肾癌的治疗原则:直径<3 cm的肾肿瘤观察等待,当肿瘤最大直径≥3 cm时,应该考虑手术治疗,以保留肾单位手术(NSS)为首选,包括肿瘤的剜除。

(五)肾细胞癌预后的影响因素

影响肾细胞癌预后最重要的因素是病理分期。另外,组织学分级、患者行为状态评分、症状,以及肿瘤有无组织坏死、一些生化指标的异常和变化也与肾癌的预后相关。以往认为肾癌的预后与组织学类型相关,乳头状肾细胞癌和嗜铬细胞瘤的预后优于透明细胞癌。乳头状肾细胞癌Ⅰ型的预后优于Ⅱ型,集合管癌的预后比透明细胞癌差。

1.pTNM分期

目前肾癌的预后主要取决于pTNM分期。2002年TNM分期中,T_1、T_2分期的差异是根据肾肿瘤的大小而定的,而T_3分期的差异则是根据侵犯的组织或器官而定的。肾癌的大小、浸润范围等在一定程度上能反映其恶性程度,但是并不能完全反映其生物学特性,所以,TNM分期标准一直处于不断修正之中。侵犯肾上腺的肿瘤可分为T_3或T_4期和Ⅳ期,对于局部进展性肾癌,肾上腺受累是一个独立的预后因子。淋巴结转移是肾癌患者预后重要的因素,但是其具体机制尚不清楚。没有淋巴结转移的肾癌患者中位生存率显著高于有淋巴结转移的患者。CT与MRI对淋巴结转移的鉴别诊断具有一定的准确性,但是只有少数患者经手术及病理证实有淋巴结转移。对于区域性或更大范围的淋巴结切除术的价值,现在还没有定论。一些学者提出,在肾癌的根治术中,淋巴结清扫对一些单纯淋巴结转移病例有一定的效果,但是在发生远处转移的肾癌中,其应用价值还不是很清楚。

2.癌细胞分级

我们前期研究发现:T_1期肾癌患者具有较高的5年生存期,其恶性程度与术后5年生存率呈正相关,是影响肾癌预后的关键因子。目前,根据肿瘤细胞的核多态性,提出了许多核分类方法,但这些方法都存在着可重复性较低的问题,特别是对于未用福尔马林固定的或不易固定的标本,其结果常受到病理医师的主观影响。

3.组织学亚型

世界卫生组织于1998年将肾癌按病理类型划分为透明细胞癌、乳头状细胞癌、嫌色细胞癌和集合管癌,其中,目前尚没有明确诊断标准的肾癌被归类为不明类型肾癌。单因子分析显示,肾癌的预后与组织学亚型有关,嫌色细胞癌、乳头状细胞癌较透明细胞癌预后更好。肾乳头状细胞癌包括Ⅰ型与Ⅱ型两种类型。Ⅰ型肾乳头状细胞癌肿瘤细胞多为高分化,而Ⅱ型肿瘤细胞多为低分化,所以Ⅰ型比Ⅱ型预后好。肾乳头状细胞癌细胞具有较高的侵袭性和较早的远端转移能力。肾髓质癌是集合管癌的一种亚型,预后很差。

4.肉瘤样结构

在1998年、2004年WHO新的肾实质肿瘤分级标准中,梭形细胞癌被列入了高级别(低分化)肾癌。肉瘤样癌在肾癌中占少数,在所有的肾癌亚型中都可见,肾透明细胞癌、乳头状细胞癌、嫌色细胞癌、集合管癌中有肉瘤样结构者分别占5%、3%、9%、29%。肿瘤中肉瘤样成分的比例与患者预后有关。肿瘤中大概有5%以上的肉瘤细胞,预后极差。目前肉瘤样细胞分化已成为肾癌的一个独立的预后标志。

5.肿瘤组织坏死

肿瘤组织坏死定义为除细胞变性以外的任何程度的显微肿瘤坏死。肿瘤组织坏死被认为是肿瘤进展的标志,是确定患者预后的重要信息。组织坏死程度与肿瘤大小、肿瘤分期及Fuhrman分级相关。

6.微小血管受侵

有微血管浸润的患者容易复发,肿瘤特异性生存时间短。微血管浸润是肾细胞癌患者一个独立的预后因素。

7.集合系统受侵

合并集合系统侵袭的患者预后较差,3年肿瘤特异性生存率明显低于未合并集合系统侵袭的患者。对于T_1期和T_2期的肾细胞癌患者,合并集合系统侵袭的患者死亡风险是未合并集合系统侵袭患者的1.4倍,中位生存时间为1年零10个月。T_1期肾细胞癌合并集合系统侵袭者和未合并集合系统侵袭者的3年肿瘤特异性生存率分别为67%和81%,而5年肿瘤特异性生存率T_2期肾细胞癌合并与未合并集合系统侵袭者分别为33.3%和76.9%。

8.患者的体能状态评分和临床症状

Karnofsky和ECOG评分是评估患者行为状态最常用的标准。Karnofsky和ECOG评分是转移性肾细胞癌患者的独立预后指标,评分差的患者预后较差。ECOG身体状况评分差是死亡的危险因素之一,但不是肿瘤特异性生存率的独立预后因素。肾细胞癌患者的临床症状与预后之间也存在相关性。与预后相关的临床症状包括血尿、背痛或不适、食欲减退、就诊前半年体重下降超过10%、恶病质和体检时可触及肿瘤。

9.实验室检测指标

伴有血小板增多的肾细胞癌患者预后比较差。血小板增多可导致肿瘤侵袭性的级联增加,并可能与肿瘤血管生成相关。血清乳酸脱氢酶高于正常上限1.5倍以上、血红蛋白低、血钙大于10 mg/dL是导致肾细胞癌预后不良的因素。其他因素如血沉大于70 mm/h、中性粒细胞计数小于6 000/μL、血清蛋白小于4 g/dL也是不良预后因素。另外,IL-6、β-微球蛋白、C-反应蛋白、血清碱性磷酸酶浓度和血清肌酐浓度与肿瘤分期和分级相关,但不是肾癌独立的预后因素。

(六) 随访

随访的主要目的是检查是否有复发、转移和肿瘤。肾细胞癌患者手术后第一次随访时间为手术后 4~6 周,做肾脏 CT 扫描,主要了解肾脏形态学变化,为以后复查做比较。另外,还应评估肾脏的功能、失血后的恢复情况,以及是否存在手术并发症。例行随访如下。①询问病史。②体检。③血常规及血生化检查:术后检查肝肾功能及血生化指标异常,如术后血清碱性磷酸酶异常,通常应进一步复查,因为复发性或持续性碱性磷酸酶异常通常提示远处转移或肿瘤残留存在。④骨扫描显示存在异常升高的碱性磷酸酶和(或)骨转移症状,如骨痛。碱性磷酸酶升高也可能是肝转移或副肿瘤综合征的征兆。⑤胸部 X 线检查。胸部 X 线检查有异常的患者建议做胸部 CT 检查。⑥腹部超声。腹部超声检查发现异常的患者、肾细胞癌行保留肾单位手术者及手术后 T_3~T_4 期肾癌患者应做腹部 CT 检查,可每半年检查一次,持续 2 年,可依据具体情况做后续检查。

各期肾癌随访时间如下。①T_1~T_2:每 3~6 个月随访一次,连续 3 年,以后每年随访一次。②T_3~T_4:每 3 个月随访一次,连续 2 年,第 3 年每半年随访一次,以后每年随访一次。③VHL 综合征治疗后:每半年做腹部和头部 CT 扫描一次,每年做一次中枢神经系统的 MRI 检查、尿儿茶酚胺测定,以及眼科、听力检查。

第二节 输尿管癌

近年来,输尿管移行细胞癌的发病率呈升高的趋势,多数发生在输尿管下 1/3 段,与膀胱移行细胞癌及肾盂移行细胞癌的生物学特性类似。输尿管鳞状细胞癌少见,占输尿管原发癌的一小部分,60~70 岁的男性多见。25% 的患者有输尿管或肾盂结石。左右侧输尿管受累概率相同。一般认为该病与尿路上皮鳞状化生相关。发现的患者大多已经是临床Ⅲ~Ⅳ期。有报道最长存活期为 3 年,大多数患者 1 年内死亡。输尿管腺癌更是少见,多数是男性,常常合并肾盂或输尿管的其他恶性上皮成分,少数合并结石。

一、临床症状

输尿管癌最常见的症状是肉眼或镜下血尿,占大多数;其次是腰疼,占一小部分,一般是钝痛,如果有血凝块引起的急性梗阻,会出现绞痛。另外,还有一小部分患者没有任何症状,只是在体检时才被发现。晚期患者还会出现消瘦、骨痛、食欲减退等症状。

二、诊断

输尿管癌患者早期没有症状,晚期以无痛的肉眼或镜下血尿为主。其诊断主要依靠辅助检查。

(一) 影像学表现

传统的方法是静脉肾盂造影,现在 CT 尿路造影的应用越来越广泛。CT 尿路造影还能做三维成像,其效果不亚于泌尿系统的静脉造影。输尿管过渡细胞癌静脉造影的主要发现是充盈缺损和梗阻。这应与血凝块、结石、肠道气体、压迫和肾乳头脱落相鉴别。结石可通过超声波或 CT 鉴别。其他充盈缺损需要通过逆行性尿路造影或输尿管镜检查进一步确定。评估对侧肾功能非常重要,因为可能会出现双侧受累，而且可以确定对侧肾功能，以便选择治疗方法。CT 和 MRI 可以帮助确定侵犯范围、是否存在淋巴结和远处转移，从而确定临床分期。

（二）输尿管镜检

静脉尿路造影或逆行尿路造影诊断准确率较高，联合输尿管镜检查准确率可达 90% 左右。输尿管肿瘤和膀胱肿瘤 55%～75% 为低分级、低分期，输尿管浸润性肿瘤比膀胱浸润性肿瘤更为常见。由于输尿管镜活检标本很小，在确定肿瘤分期时，应结合影像学来确定肿瘤的形态和分级。

三、治疗

（一）内镜治疗

输尿管肿瘤内镜治疗的基本原则与膀胱肿瘤相同。单肾、双侧受累、肾功能不全或其他严重疾病是内镜治疗的适应证。对于对侧肾功能正常的患者，如果肿瘤体积小、级别低，也可以考虑内镜治疗。

1. 输尿管镜

输尿管下部肿瘤可采用刚性镜检逆行治疗，而输尿管上部肿瘤可采用柔性镜检治疗。

2. 经皮肾镜

它主要治疗输尿管上段的肿瘤，可以切除较大的肿瘤，获得更多的标本，使分期更准确，经皮肾通道还可用于辅助治疗。准确穿刺是关键，穿刺中、上切口可顺利到达肿瘤位置。手术后 4～14 天，再次观察造口有无残留肿瘤。若有，则再次取样并用激光烧灼基底。若没有肿瘤，则拔除肾造瘘管。若需要进一步辅助治疗，则更换 8F 造瘘口。经皮穿刺破坏了泌尿系统的封闭性，有肿瘤种植的风险，并发症也比输尿管镜治疗多，主要包括穿孔、出血、继发性肾盂和输尿管交界处梗阻等。

（二）开放手术

1. 输尿管部分切除术

（1）适应证：①输尿管中上段非浸润性一级/二级肿瘤。②通过内镜不能完全切除的肿瘤。③需要保留肾单位的三级肿瘤。

（2）方法：通过影像学和输尿管镜检查确定肿瘤的大致位置，切除病变的输尿管，距肿瘤 1～2 cm，端对端吻合。

2. 末端输尿管切除术

（1）适应证：无法通过内窥镜完全切除的输尿管下端肿瘤。

（2）方法：靠近膀胱下段和膀胱内段的输尿管可通过膀胱外、膀胱内或内外联合入路切除。切除整个下段，若不能直接吻合膀胱，则首选膀胱悬吊术。如果缺损太长，可以做膀胱皮瓣。

3. 开放式根治性肾输尿管切除术

该方法适用于输尿管上部的大型、高级别浸润性肿瘤。多发、巨大、快速复发的中度非侵袭性输尿管上段肿瘤也可采用根治性切除术治疗，范围包括肾脏、输尿管全长和输尿管口周围的膀胱黏膜。

（1）完全切除肾脏、肾周脂肪和肾周筋膜：传统上也包括同侧肾上腺。如果术前影像及术中观察肾上腺正常，可予以保留。

(2)输尿管下段切除术:包括壁内段、输尿管口和周围膀胱黏膜。输尿管残端肿瘤复发的风险也很高。移行细胞癌可能在非尿路上皮表面植入,所以保持整个系统的闭合是重要的,尤其是对于高级别肿瘤。传统的毛细血管切除术:可以是经囊内、囊外或囊内和囊外的结合。经膀胱输尿管切除术:最可靠,包括切除输尿管口周围 1 cm 的膀胱黏膜。经尿道输尿管口切除术:用于低级别上段肿瘤。将患者置于截石位,经尿道将输尿管口和输尿管内段切除至外腔,避免再次切口。若手术是在腹腔镜下进行的,则不使用这种方法,因为需要另一个切口来切除标本。这种方法破坏了泌尿道的完整性,并有局部复发的可能。脱套方法:术前输尿管插管,将输尿管尽可能游离后切断至远端,用导管固定远端输尿管,将患者换至截肢体位,将输尿管从套筒中拉出至膀胱,然后切除,但有输尿管被拉伸脱开的可能。

(3)淋巴结清扫:根治性肾输尿管切除术应包括局部淋巴结清扫。对于输尿管中上段肿瘤,应切除同侧肾门淋巴结、主动脉旁淋巴结和腔静脉旁淋巴结。局部淋巴结清扫的决定仍然存在争议,但它不会增加手术时间,不会导致额外的并发症,并且可能有利于患者的预后。

(三)腹腔镜根治性肾输尿管切除术

开腹根治性肾切除术是治疗上尿路尿路上皮癌的金标准,但现在认为腹腔镜根治性手术更为合适。腹腔镜手术的适应证与开腹手术相同,与开腹手术相比,腹腔镜手术后患者恢复快,疼痛轻,住院时间短,外形美观。所有腹腔镜手术都包括肾切除术和输尿管切除术。始终需要注意肿瘤植入的风险。切口的选择也很重要,不仅要切除标本,还要切除输尿管的末端。

第三节 膀胱癌

膀胱癌是一种起源于膀胱尿路上皮的恶性肿瘤,是泌尿系统常见的恶性肿瘤之一。膀胱癌在我国的发病率很高,且呈逐年增长的趋势。

一、病因

膀胱癌的病因还不完全清楚,但是主要因素包括接触化学致癌物质和内源性色氨酸代谢异常。其他诱因可能包括基因突变和慢性炎症。

(一)化学致癌物质

一些芳香胺类化学物质,如 β-萘胺、4-氨基联苯、联苯胺、α-萘胺等,经皮肤、呼吸道或消化道吸收后,随尿液排出体外,其代谢产物作用于尿路上皮而引起肿瘤。因尿液在膀胱内停留时间最长,所以膀胱发病率最高。这些致癌物质多见于染料工业、皮革工业、金属加工和有机化学等相关工作中,致癌性强度按上述顺序递减,人体接触这些物质后的癌症潜伏期为 20 年左右。

(二)内源性色氨酸代谢异常

色氨酸的正常末端代谢物是烟酸,当代谢紊乱时,中间代谢物如 3-羟基犬尿氨酸、3-羟基邻氨基苯甲酸和 3-氨基-2-羟基苯乙酮会积累,这些都是邻羟氨基酚类物质,在动物试验中已经被证明可诱发小鼠膀胱肿瘤。

(三)其他

吸烟与膀胱癌关系密切,吸烟者的膀胱癌发病率是不吸烟者的 4 倍。糖精等人工甜味剂可能对膀胱有致癌作用,肾移植患者长期服用镇痛药苯乙哌啶,或长期服用环孢素 A 等免疫抑制剂,也可能增加膀胱肿瘤的发病风险。埃及血吸虫病感染后,由于膀胱壁内虫卵的刺激,易发生膀胱肿瘤。我国血吸虫病是由日本血吸虫引起的,不会引起这种病变。膀胱黏膜白斑病、腺性膀胱炎、结石、长期尿潴留、某些病毒感染和环磷酰胺也可能诱发膀胱肿瘤。

二、病理

(一)病理类型

尿路的覆盖上皮统称为尿路上皮。膀胱癌包括尿路上皮癌、鳞状细胞癌和腺细胞癌,以及较小程度的转移性癌、小细胞癌和癌肉瘤。其中,膀胱尿路上皮癌最为常见,占膀胱癌的绝大多数。膀胱鳞状细胞癌不太常见,只占膀胱癌的一小部分。膀胱腺癌更不常见。膀胱癌的生长方式:一种是进入膀胱腔的乳头状瘤或乳头状癌;另外一种类型是在上皮内浸润性生长,形成原位癌、内翻性乳头状瘤和浸润性癌。

1.上皮组织发生的肿瘤

它主要包括尿路上皮肿瘤、腺癌、鳞状上皮癌和柱状上皮癌。大多数膀胱肿瘤来自上皮组织,其中尿路上皮肿瘤占绝大多数,所以在非特异性情况下,膀胱肿瘤就是我们所说的尿路上皮肿瘤。

(1)尿路上皮肿瘤的主要类型有原位癌、乳头状瘤、乳头状癌和实体性癌,后两者可同时发生在一个肿瘤中,称为乳头状实体性癌。①原位癌:是一种特殊的尿路上皮肿瘤,最初局限于尿路上皮,形成稍突出的绒毛状红斑,不侵犯基底膜,但细胞分化差,细胞间失去黏附力,所以细胞易脱落,易从尿液中检查出来。原位癌的自然病程很难预测,有的长期没有症状,无侵犯;有的发展很快。从原位癌发展到浸润癌一般需要经过 1~5 年,有的甚至长达 20 年。所以,有人认为原位癌有两种形式:一种代表有浸润能力的实体癌的前身;另一种没有浸润能力,称为矛盾性癌,是良性的。②乳头状瘤:是一种良性肿瘤,组织学上起源于正常膀胱黏膜,像豆瓣菜一样突入膀胱,尖端细长,可以看见清晰的纤维组织束和血管。乳头状瘤以复发为特征。③乳头状癌:是最常见的移行性上皮肿瘤。病理特征为各种乳头的短茬融合,肿瘤表面没有光泽,坏死或钙质沉积,肿瘤基部宽或尖端短茬。有时乳头状癌长如小拳头,但仍保留尖端,未向其他部位浸润。这是罕见的,但是应该注意,避免不必要的全膀胱切除术。④实体性癌:在过渡性上皮肿瘤中恶性程度最高,表面凹凸不平,没有明显的乳头形成,肿瘤表面有溃疡,溃疡边缘高,表面呈结节状,早期浸润较深,所以又称为浸润癌。

(2)腺癌:也称为腺样癌和黏液腺癌,是一种相对罕见的膀胱肿瘤。腺癌最常见于膀胱三角、外侧壁和膀胱顶部。膀胱三角腺癌通常起源于腺性膀胱炎或囊性膀胱炎。位于膀胱顶部的腺癌往往起源于脐输尿管残余,隐匿,通常在症状出现时已经进展。膀胱转移性腺癌也可能发生,可能来自直肠、胃、子宫内膜、卵巢、乳房或前列腺的原发性腺癌,这种情况相对罕见。

(3)膀胱鳞状细胞癌:罕见。膀胱尿路上皮在各种刺激下可发生鳞状上皮和柱状上皮变性。局灶性鳞状上皮和柱状上皮移行率可达 60%,但仍以尿路细胞癌为主。鳞状细胞癌只有在肿瘤各部分病理改变一致时才能确诊。在我国,膀胱结石伴发膀胱癌的报道很多。一般来说,膀胱鳞状细胞癌比尿路上皮癌恶性程度高,发展快,浸润深,预后差。

2.非上皮性膀胱肿瘤

非上皮性膀胱肿瘤是来自间充质组织的肿瘤,占所有膀胱肿瘤的一小部分,包括血管瘤、淋巴管瘤、恶性淋巴瘤、平滑肌肿瘤或肉瘤、平滑肌母细胞瘤、横纹肌肉瘤、嗜铬细胞瘤和恶性黑色素瘤。这些恶性淋巴瘤可能是全身性的;血管瘤可能与邻近器官的血管瘤同时发生或相互连接,使手术变得困难。横纹肌肉瘤发源于膀胱三角或膀胱黏膜下组织,一方面向黏膜下层扩张,另一方面肿瘤沿膀胱黏膜向膀胱内生长,形成小的分叶状肿块,形似一串葡萄,所以又称葡萄状肉瘤,但少数也可形成实质性肿瘤。显微镜下可见横纹肌肉瘤样纤维和幼稚的胚样间叶细胞。

(二)组织学分级

肿瘤的分类主要基于光镜下的显微组织特征、相关形态特征的细胞类型和组织构型。WHO2016 分级系统将尿路上皮肿瘤分为低度恶性潜能的乳头状尿路上皮肿瘤(PUNLMP)、低级别尿路上皮癌和高级别尿路上皮癌。

(三)分期

膀胱肿瘤临床分期标准(AJCC 分期,第 8 版)适用于膀胱尿路上皮癌。

T(原发肿瘤):T_x 原发肿瘤无法评估;T_0 无原发肿瘤证据;T_a 非浸润性乳头状癌;T_{is} 原位癌;T_1 肿瘤浸润固有层(上皮下结缔组织);T_2 肿瘤浸润固有肌层(T_{2a} 肿瘤浸润浅肌层;T_{2b} 肿瘤浸润深肌层);T_3 肿瘤浸润膀胱周围组织(T_{3a} 显微镜可见;T_{3b} 肉眼可见);T_4 肿瘤浸润以下任一器官或组织,如前列腺、精囊、子宫、阴道、盆壁、腹壁(T_{4a} 肿瘤浸润前列腺、精囊、子宫或阴道;T_{4b} 肿瘤浸润盆壁或腹壁)。

N(区域淋巴结):N_x 区域淋巴结无法评估;N_0 无区域淋巴结转移;N_1 真骨盆单个区域淋巴结转移(闭孔、髂内/外、骶前);N_2 真骨盆多个区域淋巴结转移(闭孔、髂内/外、骶前);N_3 髂总动脉淋巴结转移。

M(远处转移):M_0 无远处转移;M_1 有远处转移(M_{1a} 区域淋巴结以外的淋巴结转移;M_{1b} 其他远处转移)。

三、临床症状

(一)血尿

临床上多以无痛血尿为主要表现,若肿块靠近三角区,则以终末性血尿为主。假如肿瘤有大量的出血,还会有全程血尿的情况发生。血尿可间歇发生,通常会自行终止或减轻,给人一种已经痊愈或有所改善的错觉。严重的血尿会使尿道口出现血块,从而引起尿潴留。血尿的严重程度与肿瘤的大小、数量以及恶性程度等因素有关。

(二)膀胱刺激症状

当肿瘤坏死、溃烂,并伴有炎症和感染时,患者可能会出现尿频、尿急和疼痛等膀胱刺激症状。

(三)其他

如果肿瘤已经侵犯到了肌层,就会有疼痛的感觉;如果肿瘤的位置比较高,或者肿瘤是在膀胱颈部,或出血比较多从而产生血块,可以导致排尿困难,甚至是尿潴留。若膀胱肿瘤靠近输尿管口,则可引起患侧肾脏积水。贫血、水肿、下腹部肿块等是晚期膀胱肿瘤的主要表现,而盆腔淋巴结转移则会导致腰骶部疼痛及下肢水肿。

四、诊断

40岁以上的成年人,如果有无痛性血尿,首先要考虑的是尿路肿瘤,也有可能是由膀胱肿瘤所致。在做身体检查的时候,要看有无触痛,或者是在做直肠检查的时候,要注意有无肿块,或肿块有无活动性,最好是两只手并拢触诊。若膀胱肿瘤未侵犯到肌组织,则此检查一般为阴性。若有肿块,说明癌细胞已经侵入更深,已经到了晚期。以下检查对筛查和确诊有帮助。

(一)尿常规

若长期存在肉眼或镜下血尿,且相称显微镜检查显示血尿源自下泌尿道,则要高度重视膀胱肿瘤。因为膀胱肿瘤导致的血尿可能是间歇性的,一两次的间歇性无痛肉眼血尿也有可能是膀胱癌。

(二)尿细胞学检查

在膀胱癌特别是恶性程度较高的肿瘤中,尿细胞学检查是一项非常重要的检查手段,检查结果通常显示肿瘤细胞体积增大,核浆比例增高,核多形,核染色不规则。为了避免癌细胞自身的溶解,增加阳性率,应持续检测3天的尿,并保留尿标本后立即送医。排尿检查的阳性率低于膀胱灌洗液,但是其没有创伤,易于获取;后者具有侵入性,但能获取更多的肿瘤细胞,并能较好地保护细胞。在恶性程度较高的恶性肿瘤中,尿液细胞学检测灵敏度和特异度分别为60%~90%和90%~100%。而对恶性程度较低的癌,其敏感度只有30%~60%,而特异度则高于85%。总体而言,尿细胞学检测的灵敏度与肿瘤细胞级别及临床分期呈正相关。因为在原位状态下,细胞黏附能力较弱,易脱落,在膀胱镜下不易检出,所以尿细胞学检查在早期诊断中显得特别重要。

(三)肿瘤标志物检测

以下检测方法在临床应用中具有快速、简单、无创和灵敏的优点。

1.以尿液中物质为检测对象的肿瘤标志物

(1)膀胱肿瘤抗原(bladder tumor antigen,BTA):是膀胱肿瘤在生长过程中释放的蛋白水解酶降解基底膜的各种成分形成的胶原碎片、糖蛋白和蛋白多糖等释放到膀胱腔内形成的复合物。膀胱肿瘤抗原检测有两种方法:BTA-stat和BTA-trak,前者为定性检测,后者为定量检测,均检测患者尿液中的补体因子H相关蛋白。由于阈值设置不同,其敏感性和特异性随肿瘤分级和分期的增加而增加。假阳性可见于膀胱炎症和血尿。

(2)核基质蛋白:核基质是细胞核内除核膜、染色质和核仁外的三维网络结构。它是细胞内的结构支架,主要成分是RNA和蛋白质。核基质蛋白是核基质的主要成分,NMP22属于核基质蛋白的一种,又称有丝分裂蛋白,在细胞死亡后释放,以可溶性复合物或片段的形式存在于人体尿液中,其浓度是通过酶联免疫吸附试验测定的。由于NMP22是由死亡和凋亡的尿路细胞释放的,因此在尿路结石、炎症和血尿中可能会出现假阳性。

(3)存活素(survivin):也被称为凋亡抑制蛋白,是一种潜在的有价值的肿瘤标志物。survivin在健康成年人组织中检测不到,但在许多人类肿瘤中大量表达。用斑点印迹法检测尿中的存活素可作为膀胱癌诊断的辅助手段。

2.以尿液脱落细胞为检测目标的肿瘤标志物

(1)端粒酶:是真核细胞染色体末端的一种特殊DNA结构。在细胞分裂过程中,该区域的端粒酶可以复制40~200个碱基对的DNA序列。随着每个细胞的分裂,体细胞的端粒逐渐缩短,细胞停止分化并衰老,端粒酶失活。在许多增殖不受限制的恶性肿瘤细胞中,端粒酶被激活,以维持肿瘤细胞 DNA 的持续合成。端粒酶的活性远高于增殖旺盛的正常细胞,正常细胞中检测不到端粒酶的活性。在各级膀胱上皮细胞癌患者的尿液中都发现了端粒酶活性。所以,端粒酶 RNA 水平的检测有利于膀胱癌的诊断,但端粒酶活性与肿瘤的分期和分级没有关系。该检测的特异性较高,但敏感性和重复性较差。结合细胞学检查可以提高膀胱肿瘤诊断的准确性。

(2)流式细胞光度法:是一种通过测量异常细胞 DNA 含量来检查膀胱肿瘤的细胞学方法。正常尿液中应没有非整倍体干细胞系,超二倍体细胞少于10%,非整倍体细胞多于15%可确立是肿瘤的诊断。非整倍体细胞的增加与肿瘤的恶性程度成正比,使用流式细胞光度法可以相对较早地诊断膀胱肿瘤。

(3)尿液原位杂交试验:多色荧光原位杂交探针用于检测尿液脱落细胞中的染色体异常。这种检测方法可与尿液细胞学检查相结合,除保持较高的特异性外,还可以大大地提高灵敏度,对膀胱癌的诊断具有良好的前景,但是费用较高,目前仅在少数大型研究单位使用。

(四)膀胱镜检查

膀胱镜检查对诊断有决定性作用。膀胱镜检查应该包括整个尿道和膀胱的检查,观察时应缓慢充满膀胱,区分真正的病变和膀胱壁突出的黏膜褶皱。应该防止过度填充,因为它可能掩盖小病变。在大多数患者中,肿瘤生长的部位、大小、数量及其与输尿管开口、尿道口的关系可直接可视化,并可在肿瘤附近或远处做活检,以确定有无上皮化或原位癌,这对决定治疗方案和预后非常重要。在做活组织检查时,应注意从肿瘤的根部和顶部采集样本,并分别送去检查,因为顶部组织的恶性程度通常高于根部组织。如果未见肿瘤,最后做反复膀胱冲洗,收集冲洗液与自排尿液一起送细胞学检查。

1.移行上皮细胞肿瘤

(1)乳头状瘤:生长在膀胱黏膜,最初可能表现为小红点或轻微隆起,逐渐长成带长蒂的肿瘤,顶端有许多细长的绒毛,像水草一样在膀胱内冲刷液体漂动,外观呈橘红色,可以清楚地看到乳头内血管的分布。

(2)乳头状癌:浅表乳头状癌呈暗红色或灰色,蒂短粗,局限于固有膜或浅肌层,乳头表面短粗,充水时活动度差。浸润性乳头状癌呈块状或结节状,暗红色或棕色,表面没有乳头或乳头融合,中间有坏死组织,基底宽而不活动,周围黏膜浸润,如充血、水肿、增厚等。少数肿瘤表面可能有钙盐沉积,这是高度恶性的表现。在膀胱镜下很难区分分化良好的乳头状癌和乳头状瘤,需要通过病理检查来确认。

(3)浸润性癌:颜色棕色或灰白色,可以被灰绿色脓苔或磷酸盐沉积物覆盖,伴坏死、凹陷、溃疡、外周隆起、边缘不清、周围膀胱壁增厚、表面僵硬或卫星灶。

(4)原位癌:局部黏膜发红,类似黏膜充血和增生。

2.腺癌

腺癌通常位于膀胱顶部,其起源与脐输尿管残端相关。腺癌通常倾向于生长在膀胱外,所以在早期较难发现。进行性腺癌只有在穿透膀胱黏膜后,尤其是在形成溃疡后,才能通过膀胱镜检查发现。癌性溃疡边缘升高,中心凹陷,周围为肿瘤浸润和炎症性水肿伴出血性坏死。腺癌含有黏液分泌细胞,所以癌性溃疡的底部经常被黏液和炎性分泌物覆盖。

3.鳞状细胞癌

鳞癌的临床表现为肿块,溃疡,菜花状或宽形的乳头状肿块,表面凹凸不平,并伴有出血和坏死。由于炎症刺激,周围容易出现充血、水肿。若伴有结石,则可在结石处形成片状突出物,或有膀胱壁溃疡。

4.非上皮细胞性肿瘤

这类肿瘤在临床上很少见,表现各异。例如,畸胎瘤可能表现为膀胱内凸起的肿块,上面长有毛发;血管瘤在膀胱壁上表现为暗红色或紫蓝色肿块。

(五)超声检查

超声可在适当充盈的条件下,对肿瘤的部位、数量、大小、形态及基底宽度等进行清楚的显示,对>0.5 cm 的肿瘤也可进行鉴别,并可发现上泌尿道是否有积水肿胀,是目前最简单、经济,检出率较高的检查手段。超声检查包括经腹(TABUS)、经直肠(TRUS)和经尿道(TUUS)三种,TABUS 是一种简便快捷,患者没有痛苦,可在短期内反复进行的检查。TABUS 可作为膀胱癌手术前诊断、分期及术后随访的首选检查手段。而 TRUS 及 TUUS 则可更清晰地显示肿瘤的部位及肿瘤的浸润程度,从而可以更精确地确定膀胱癌的分期。术前超声检查阶段主要检查肿瘤侵入膀胱壁的深度及有无盆腔转移。浸润程度与肿瘤的生长方式或形态以及基底的宽度相关。若肿块呈乳头状,则浸润较浅,顶端较小者,多为 T_1 期;基底较宽者侵犯更深,以 T_3、T_4 期为主。彩色多普勒检查亦可观察到癌底之血流信号,但其血流显像并不能提供手术前的影像学依据。超声检查易漏诊或误诊,主要是由于肿块的大小及病变的部位,如肿块较小或直径在 0.5 cm 以下,超声检查很难检出;位于膀胱顶、前壁的肿瘤容易受到肠腔内气体、腹壁多次反射等伪影的影响,容易漏掉,而在颈部的肿瘤则不容易与前列腺增生、前列腺癌等疾病进行区分。所以,超声的诊断一般要与其他检查如膀胱镜、CT 等进行配合。

(六)X 线检查

尿路 X 线平片不能用于诊断膀胱肿瘤,但可用于确定是否伴有尿路结石。静脉肾盂造影可用于检测并发的上尿路肿瘤。较大的膀胱肿瘤可能会显示膀胱充盈缺损。

(七)CT 检查

CT 能清楚地发现直径>1 cm 的膀胱肿瘤,体积小,多呈乳头状,密度高,边界平滑。较大者,其密度不等,可在中央有液化性坏死,边界不规则,呈菜花样。薄层 CT 检查能明显提高病变的检出率。平扫 CT 表现为轻度到中等强化,但没有显著的强化特征。CT 在膀胱肿瘤的诊断中具有很大的应用价值,但 CT 仅能鉴别肿瘤的壁侵情况,在早期诊断上存在局限性。但若肿瘤穿破膀胱而向外侵袭,则可清楚地看到周边脂肪层的软组织肿块,而随着肿瘤的深入,则会导致精囊角的消失,出现不均匀的密度增高。如果涉及输尿管的内部开口,就会出现积水。对于肿大的淋巴结,CT 也能清楚地显示出来,如果直径超过 10 cm,那就需要注意是否有转移了,但是,如果是单纯的淋巴结,是无法将其区分开来的。多排 CT 容积成像技术能对膀胱的形态及肿瘤进行多角度的观察,能对膀胱上下极的形态及占位情况进行多角度的观察,对膀胱上下极病变的分期有一定的优势。对早期局限于膀胱壁内的直径<1 cm 的肿块,CT 难以发现,易漏诊,应该与膀胱镜联合应用。此外,由于缺乏足够的尿液,CT 检查往往会使病灶被隐藏起来,因此,对于有血尿史且 CT 检查没有异常的患者,应行增强检查。在进行检查之前,一定要有充盈的膀胱和干净的肠道。当膀胱

充盈不足时,难以判断是否有增厚。CT仿真膀胱镜能得到类似于膀胱镜的图像,是一种较好的代替膀胱镜的方法。施行CT仿真膀胱镜时,一种办法是把尿液引出,用气体充盈膀胱,再进行扫描,将所获数据进行三维重建。CT膀胱镜检查有较高的准确率。对于直径超过5 mm的肿瘤,CT膀胱镜能精确检出,对于仅2 mm的黏膜病变也能检出。CT膀胱镜下的对比也可以分为两种:一种是静脉注射,另一种是通过膀胱注入。

(八)MRI检查

MRI的诊断原理与CT相同。肿块突入膀胱及膀胱壁有限增厚在T_1WI上显示相等或略高信号,在T_2WI上显示低于尿液的略高信号,但小肿瘤有时被尿液高信号覆盖显示不满意。MRI在肿瘤分期方面略优于CT,在判断膀胱肌壁的侵犯程度方面比CT更准确。MRI虽不能区分T_1期和T_2期,但能区分T_2期和T_{3a}期,且能较CT更好地显示肌层受累情况。如果使用T_2WI做诊断,对膀胱壁外受累及邻近脏器受累情况优于CT。若T_2WI显示肿瘤附着部位膀胱壁正常低信号带连续性中断,则提示肿瘤已侵入深部肌肉层。如果膀胱周围的脂肪受到侵犯,在T_1WI或T_2WI图像上可看到脂肪信号区的低信号区,并可看到膀胱壁的低信号带断裂。然而,MRI显示的淋巴结转移情况并不比CT好。使用造影剂的磁共振成像检查能更好地区分非肌层浸润性肿瘤和肌层浸润性肿瘤及其浸润深度,还能发现正常大小淋巴结的转移迹象。例如,使用铁作为增强剂可以识别淋巴结转移:良性肿大的淋巴结吞噬铁,在T_2加权图像上信号强度降低,而淋巴结转移则不会。

(九)5-氨基乙酰丙酸荧光膀胱镜检查

5-氨基乙酰丙酸荧光膀胱镜检查是通过向膀胱内灌注5-氨基乙酰丙酸,产生一种荧光物质,这种荧光物质特异性地积聚在肿瘤细胞中,在激光激发下产生强烈的红色荧光,与正常膀胱黏膜的蓝色荧光形成对比,能够检测到小肿瘤、不典型增生或原位癌。这是普通膀胱镜检查难以发现的。损伤、感染、化学或放射性膀胱炎、瘢痕组织等可能导致假阳性的结果。

(十)诊断性经尿道电切术

诊断性膀胱肿瘤经尿道切除是目前最好的诊断手段。当影像学发现膀胱中有肿瘤病变,而没有明显膀胱肌浸润迹象时,可暂不行膀胱镜检查,而在麻醉下进行诊断性经尿道切除术,可实现两方面的目标:一是可以将肿瘤切除,二是可以对肿瘤进行病理诊断、肿瘤分级及分期,从而为进一步的治疗及预后提供一些参考。若肿瘤体积较小,则需将其与膀胱基底部分切除,送病理化验;若肿瘤体积较大,可以先将其表层切除,再将其基部切开,送病理化验,其基部须达膀胱壁的肌层。如果肿瘤比较大,可以将其周边的膀胱黏膜全部切掉,然后送病理科做进一步的检查。所以,在进行诊断性经尿道电切术时,应尽可能地避免烧灼,以免对被检体的组织造成损害,同时,采用活检钳对癌底和周边黏膜进行活检,这样才能更好地保护被检组织。

五、治疗

临床分期、病理分级、多发灶、肿瘤大小及早期复发率均与膀胱癌的复发和发展趋势有关。肿瘤分期越高,肿瘤越多、越大,术后早期复发越易发生转移,所以,根据肿瘤的复发/进展风险,制订相应的治疗策略是非常必要的。根据肿瘤侵犯的程度,膀胱肿瘤可分为两种类型:非肌层浸润性和肌层浸润性。每一种肿瘤都有很大的生物学特性,所以需要采用不同的疗法。

(一)非肌层浸润性膀胱癌的治疗

非肌层浸润性膀胱癌又称浅表性膀胱癌,占所有膀胱肿瘤的大多数,T_1期易发生肿瘤扩散。

1.手术治疗

(1)经尿道膀胱肿瘤切除术:是非侵袭性膀胱癌的重要诊断方法和主要治疗方法。经尿道膀胱肿瘤切除术有两个目的。一是切除所有肉眼可见的肿瘤。二是切除的组织用于病理分级和分期。经尿道膀胱肿瘤切除术应完全切除肿瘤,直至暴露出膀胱壁的正常肌层。肿瘤切除后,最好做基底组织活检,以确定病理分期和下一步的治疗方案。

在膀胱癌的手术中,应该注意几个方面的问题。闭孔神经反射及处理:膀胱肿瘤好发于膀胱侧壁。闭孔神经通过盆腔时与膀胱侧壁相连,支配着骨盆、膀胱、大腿内侧区域,电切时电流刺激闭孔神经,常出现突发性大腿内侧内收肌群收缩的神经反射,是膀胱穿孔的主要原因。一般TURBT手术中采用的腰麻或硬膜外麻醉不能防止闭孔神经反射的发生,若将手术区受刺激部位的闭孔神经远端加以阻滞,可以有效阻滞其受到刺激后引起的兴奋传导,减弱或避免闭孔神经反射的发生。在切除膀胱侧壁肿瘤时,应警惕闭孔反射的发生,膀胱不要充盈过多,采用最小有效的切割电流进行切割。肿瘤较小时,改用电凝摧毁肿瘤。手术时电切环稍伸出电切镜鞘,进行短促电切,以便发生闭孔反射时及时回收电切环。如果有需要,可以按照下列步骤进行神经阻滞。一是经椎间孔法:将针插入患侧耻骨水平支下缘,距耻骨结节外侧2 cm处,针尖斜指向患侧盆腔壁,缓慢插入,针尖接触盆腔壁后注射局部麻醉剂,再无血抽回。二是耻骨上法:在耻骨联合上方2~2.5 cm的耻骨外联合处,在耻骨水平支的上缘扎针,针尖也斜向骨盆壁,触碰骨盆壁后方无血即可注射局部麻醉剂。三是膀胱内直接注射:该方法需要使用专用注射针,或可在膀胱镜下使用自制注射针。麻醉后进入膀胱镜,通过膀胱镜进入膀胱注射针,在肿瘤附近或膀胱侧壁入针0.5~0.8 cm处,无回血即可注射麻醉药。在前两种方法中,患者置于膀胱切开术位,受影响的小腿轻度外展,并通过导尿排空膀胱。采用耻骨上法,用7号10 cm注射针或腰部针灸针做穿刺。耻骨上法因进针方向与闭孔神经方向垂直,不易准确定位,效果差,临床上很少使用。通过钝器进针方向与神经方向一致,阻滞效果相对较好。如果有脉冲针刺麻醉器,针刺后接通电流,同侧下肢出现抽搐,说明穴位准确;如果没有下肢抽搐,应再次调整穿刺方向,直到出现下肢抽搐为止。麻醉药物一般可以选用0.5%~1%的利多卡因溶液,或0.5%的罗哌卡因10 mL。膀胱肿瘤二次电切术:一些学者认为,9%~49%的肿瘤在第一次经尿道膀胱肿瘤切除术时往往处于分期不足状态,二次电切术可以纠正分期错误并检测残留肿瘤,特别是复发和进展风险高的肿瘤。再经尿道膀胱肿瘤切除术和第一次经尿道膀胱肿瘤切除术之间的理想时间框架还没有明确。多数医师认为,最好在第一次电切手术后2~6周再做一次电切术,主要是因为在这段时间后,第一次电切术引起的炎症已经消退。但也有少数医师认为无须等待2周以上。关于再次电切的手术部位,目前还没有统一的意见。但是普遍认为,切除术应在第一次电切术的部位做,切除标本应包含膀胱肌肉组织。外观正常的膀胱黏膜无须常规活检;只有当有可疑的病变区域或尿液细胞学呈阳性时,才需要随机活检。膀胱肿瘤合并良性前列腺增生的手术:对于膀胱肿瘤合并良性前列腺增生的患者是不是可以同时做电手术,临床医师主要关注两个方面的问题。一方面,患者是不是能承受手术,这需要结合患者的医疗状况、膀胱肿瘤的大小、前列腺的大小等因素来考虑。大多数患者都能忍受同时手术。另一方面,更重要的问题是手术是否会导致肿瘤植入前列腺窝。据报道,同期开放手术导致前列腺手术创面肿瘤种植、前列腺窝复发者占少数,建议分期手术。但多数学者认为同期进行电切术是安全的,前列腺电切创面表面覆盖1～4 mm厚的凝固层,没有血液循环,肿瘤细胞不易种植。然而,手术应由经验丰富的熟练腔内手术的外科医师做。由于同时手术风险高,高压下经尿道膀胱切除术的手术时间不适合过长;在切除膀胱肿瘤时,要谨慎,尽量避免膀胱穿孔,膀胱过早穿孔会影响下次手术;术中密切观察下腹变化,及时放液,避免压力过高导致膀胱电极穿孔;如果中叶突出到膀胱内,最好先切除一部分中叶腺,再切除肿瘤,有利于膀胱肿瘤的完全切除。若膀胱中叶突出者,应先将叶腺部分切除,然后切除肿瘤,以达到彻底清除膀胱肿瘤的目的。在手术过程中,先用蒸馏水冲洗,再用清水反复冲洗,将病灶内的大块组织全部抽走,最大限度地减少肿瘤的埋植。

(2)经尿道激光手术:可凝固,也可汽化,其效果和复发率与导尿术相似,但需要术前肿瘤活检做病理诊断。激光手术难以做肿瘤分期,一般适用于乳头状低分化尿路上皮癌,以及有低分化、低分期病史的低分化尿路上皮癌。现在,临床上常用的激光是钬激光和绿激光。钬激光的脉冲时间很短,组织穿透深度限制在0.5～1.0 mm,热扩散小,对周围组织的热损伤小,汽化切割效果好,止血效果明显,使手术操作几乎在无血视野中做。切割和汽化肿瘤的过程中不产生电流,放出的热量较少,手术过程中能达到更精确的解剖层次,其止血和电凝效果被认为优于电切口。切除肿瘤时,应先关闭肿瘤周围1 cm范围内的黏膜和基底,以减少术中肿瘤转移的机会。绿激光穿透组织的深度仅为800 μm,所以热量在浅层组织中被限制在非常小的范围内,组织汽化效果精确。除了汽化效果外,激光束在留下的组织上产生非常薄的凝固带,深度为1～2 mm,可以限制热量向深层组织扩散,防止对深层组织造成损伤。绿激光汽化组织切割,切口和止血同时做,可以达到非常精确的解剖水平。因为绿激光束是侧向发射的,只需要旋转光纤就可以使激光扫过组织,所以伤口上或周围不会出现烧灼样的外观,而且伤口新鲜,不会受到意外伤害。

(3)光动力疗法:其机制是光照射后,光敏剂与分子氧反应生成细胞毒性自由基和活性单线态氧,破坏细胞,并引起局部非特异性免疫反应和强烈的炎症反应,从而破坏肿瘤组织。光动力疗法主要适用于肿瘤反复复发、化学治疗和免疫治疗没有效果或不能耐受手术姑息治疗的难治性膀胱癌和原位癌患者。最初用于膀胱癌光动力治疗的光敏剂是血卟啉衍生物(HPD),应做皮肤划痕试验,排泄慢,容易产生光毒性反应,用药后应避光1个月以上。后来又出现了Porphines等光敏剂,这些光敏剂必须静脉注射或口服,而且没有办法克服皮肤光毒性反应。新一代光敏剂5-氨基酮戊酸(5-ALA)可通过膀胱局部滴注给药,防止皮肤光敏等不良反应的出现。5-ALA膀胱灌注肿瘤光动力治疗:将浓度为3%的5-ALA溶液50 mL经导管注入膀胱,留置较长时间,并在尿道内放置球形激光散射装置,激光功率设置为3.9 W,波长633 nm的激光照射20分钟。全膀胱照射以达到效果,必要时可采用超声定位膀胱。为了防止照射不均匀,也可以用导光介质填充膀胱,使膀胱的各个区域接收到更一致的光量,达到更好的治疗效果。在照射过程中,膀胱体积应保持恒定,以避免膀胱出血,否则体积的变化和血液对激光的吸收会影响照射体积。激光仪可以用来测量照射过程中的光强度,总光量应该是直射光量的5倍。膀胱照射后通常留下Foley导尿管以放松膀胱。如果出现膀胱痉挛,可以使用抗痉挛药物。

2.手术后辅助治疗

(1)手术后膀胱灌注化学治疗:部分患者会在手术后1年内复发,部分患者会在手术后5年内复发,主要是异位复发。复发的主要原因如下:原发肿瘤未切除;手术中肿瘤细胞脱落并种植;来自原有的上皮过度增生或不典型病变;膀胱上皮继续受到尿液中致癌物质的刺激。经尿道膀胱肿瘤切除手术后非肌层浸润性膀胱癌的复发有两个高峰期,分别是手术后3～6个月和手术后1～2年。手术后复发的第一个高峰期与术中肿瘤细胞扩散相关,手术后膀胱灌注可大大减少肿瘤细胞扩散引起的复发。虽然理论上经尿道膀胱肿瘤切除术可以彻底清除非浸润性膀胱癌,但是在临床治疗中仍有很高的复发概率,部分患者会发展为肌层浸润性膀胱癌。

化疗耐药性:尽管有许多可用于膀胱癌的膀胱内化疗药物,但并非每个患者都对这些药物敏感。不同个体对化疗药物的敏感性存在显著差异,组织学类型和分化程度相同的膀胱癌对同一种药物的敏感性差异更大。

肿瘤细胞对化疗药物的耐受性可能是固有的,也可能是在治疗过程中获得的,通常是多药耐药。多药耐药是指肿瘤细胞在暴露后不仅对抗肿瘤药物产生耐药性,而且对其他具有不同结构和作用机制的药物产生交叉耐药性的现象。

为了提高膀胱肿瘤化疗的有效性,应针对不同患者采用个性化的化疗方案。有条件的单位可以直接使用从患者体内提取的肿瘤细胞进行原代培养。这种方法最大的优点是肿瘤细胞刚刚被分离出来,其生物学特性没有发生明显变化。它能够真实地反映肿瘤细胞损伤的特点和不同供体之间的个体差异,在一定程度上可以代表机体的状态。实验结果可用于指导临床实践。在选择输注药物时,选择对肿瘤细胞最敏感的药物,就像使用细菌培养和药物敏感性试验来指导抗生素的应用一样。

(2)术后膀胱灌注免疫治疗:卡介苗是一种常用的膀胱内灌注生物制剂,是一种活的生物细菌,具有一定的抗原性、致敏性和残留毒性。它对浅表性膀胱肿瘤和没有肌层浸润的原位癌更有效。卡介苗的抗肿瘤机制尚未完全明了,现在有两个明确的观点:一是卡介苗与膀胱黏膜接触后,引起膀胱黏膜炎症,刺激局部细胞免疫反应,形成由成纤维细胞、巨噬细胞和胶原纤维包围的淋巴细胞簇,并干扰肿瘤细胞的生长。二是卡介苗对黏膜上皮细胞和肿瘤细胞有直接的细胞毒作用。

(3)复发性肿瘤的灌注治疗:膀胱肿瘤复发后,一般建议再次进行经尿道膀胱肿瘤切除术治疗。根据经尿道膀胱肿瘤电切术的分级分期,应按上述方案再次进行膀胱灌注治疗。对于频繁复发的患者,建议进行卡介苗注射治疗。

(4)T_1G_3膀胱癌的治疗:通过卡介苗灌注治疗或膀胱灌注化疗,一半的T_1G_3膀胱癌患者可以保留膀胱。建议首先进行经尿道膀胱肿瘤切除术。对于术后病理诊断等级为G_3且标本中没有肌肉组织的患者,建议14天后再次进行经尿道膀胱肿瘤切除术,以获得肌肉组织标本。对于没有黏液浸润的患者,术后应进行卡介苗灌注治疗或膀胱灌注化疗药物。对于两个周期卡介苗接种或半年膀胱化疗没有反应或复发的患者,建议进行根治性膀胱切除术。

(二)肌层浸润性膀胱癌的治疗

1.根治性的膀胱切除术

根治性膀胱切除联合盆腔淋巴结清扫是肌层浸润性膀胱癌的标准治疗方法,可提高浸润性膀胱癌患者的生存率,避免局部复发和远处转移。手术方式的选择应考虑肿瘤的病理类型、分期、分级、发生部位、邻近器官的受累情况,并结合患者的一般情况。淋巴结清扫的范围应根据肿瘤的范围、病理类型、浸润深度和患者的情况来确定。

(1)根治性膀胱切除术的适应证为$T_{2\sim 4a}N_0M_0$浸润性膀胱癌,其他适应证包括高危非肌层浸润性膀胱癌(T_1G_3)、卡介苗治疗无效的T_{is}期膀胱癌、复发性非肌层浸润性膀胱癌、保守治疗无法控制的广泛乳头状病变、非手术治疗无效或手动膀胱疏通术后肿瘤复发的膀胱非尿路上皮癌。

(2)根治性膀胱切除术的手术入路和范围包括膀胱及其周围脂肪组织、输尿管远端和盆腔淋巴结；男性应包括前列腺和精囊，而女性应包括子宫、附件和阴道前壁。如果肿瘤影响男性前列腺与尿道或女性膀胱颈部，应考虑全尿道切除术。对于性功能正常的年轻男性患者，术中保护周围神经和血管系统可确保一半以上患者的性功能不受影响，但术后应密切随访肿瘤复发和血清前列腺特异性抗原(PSA)变化。术中淋巴结清扫可为预后提供重要信息。现在有三种类型的淋巴结清扫：局部淋巴结清扫、常规淋巴结清扫和扩大淋巴结清扫。局部淋巴结清扫只切除闭孔淋巴结和脂肪组织。扩大淋巴结清扫范围，包括主动脉分叉和髂总血管、股生殖神经、髂周静脉和Cloquet淋巴结、髂内血管、双侧髂前峡部和骶前淋巴结，并清扫该区域至肠系膜下动脉水平。常规淋巴结清扫范围至髂总动脉分叉水平，其余与扩大淋巴结清扫范围相同。

(3)根治性膀胱切除术的生存率：近年来，由于手术技术和随访的不断改进，侵袭性膀胱癌患者的生存率有了比较显著的提高。根治性膀胱切除术的围手术期发病率和病死率有所下降，心血管并发症、肺栓塞、败血症、肝功能衰竭和出血是死亡的主要原因。总体来说，患者的5年生存率为54.5%~68%，10年的生存率为66%。

2.保留膀胱的手术

对于不能耐受根治性膀胱切除术或不愿接受根治性膀胱切除术的浸润性膀胱癌患者，可以考虑保留膀胱手术。接受保留膀胱手术的患者应慎重选择，评估肿瘤的性质和侵犯深度，正确选择保留膀胱手术，手术后辅以放射治疗和化学治疗，手术后应密切随访。浸润性膀胱癌的保留膀胱手术有两种：经尿道膀胱肿瘤切除术和膀胱部分切除术。对于大多数浸润性膀胱癌患者来说，经尿道切除肿瘤是可行的。然而，对于某些患者，如肿瘤位于膀胱憩室、输尿管开口周围或经尿道手术盲区的患者，尿道严重狭窄的患者，以及无法做碎石术的患者，则应考虑膀胱部分切除术。

3.尿流改道术

浸润性膀胱肿瘤患者在全膀胱切除术后通常会发生永久性泌尿系统转移。目前，还没有尿流改道的标准治疗方案，在临床实践中使用几种手术方法进行尿流改道，如非可控性尿流改道、可控性尿流改道和膀胱重建手术。手术入路的选择应根据患者的具体情况而定，如年龄、并发症、预期寿命、盆腔手术史和放疗史等，要结合患者的要求和手术医生的经验进行慎重选择。治疗的最终目的是保护肾功能，提高患者的生活质量。神经衰弱、精神疾病及预期寿命短和肝肾功能受损是有复杂操作的尿流改道术的禁忌证。

(1)非可控性尿流改道：采取最直接的途径将尿液排出体外。常用的方法是回肠膀胱手术，这是非常简单、安全、有效的。其主要缺点是要做腹壁造口术，要终身佩戴集尿袋。皮下输尿管造口术适用于预期寿命短、远处转移、姑息性全膀胱切除术、肠道疾病或不能耐受其他手术的全身性疾病患者。

(2)可控性尿流改道：

①控制膀胱：这个过程是广泛的，但由三个主要部分组成，它们彼此密切相关。首先，使用末端回肠和升结肠切开并重组具有高容量、低压力、强顺应性和强调节性的膀胱；其次，输尿管与贮尿囊行抗逆流的吻合，形成输入通道，是预防上行性肾积水、上尿路感染和保护肾功能的重要一步；最后，使用回肠或阑尾的末端形成足够长且具有抵抗力的抗尿失禁输出通道。除了建立单向皮瓣结构外，保持低膀胱压是防止反流的重要因素。在各种推荐的外科手术中，有回肠狭窄端作为输出通

道的回盲管储尿囊、原位阑尾作为输出通道的回盲管储尿囊和条状升结肠储尿囊。控制膀胱适用于以下情况。第一,这类储尿囊有很长的使用寿命,可以承受复杂的手术。第二,双肾功能良好,确保电解质平衡和废物的排泄。第三,没有上尿路感染。第四,未发现肠道病变。第五,能够自我导尿。这种手术男性和女性患者均适用,他(她)们可以在不佩戴腹壁尿液收集器的情况下自行插入导尿管,因此患者的生活质量相对较高。晚期并发症主要包括输尿管狭窄或梗阻、尿失禁、导尿困难和尿路结石。代谢并发症也很常见。正确的患者选择、术前指导、使用合适的肠段和早期治疗可以减少大多数患者的这些并发症。其主要缺点是需要腹壁造口。

②利用肛门括约肌控制尿液:利用肛门括约肌控制尿液的手术包括尿粪融合术,如输尿管乙状结肠吻合术。由于其容易引起并发症,如逆行感染、高氯性酸中毒、肾功能受损和恶性肿瘤,这种类型的手术现在很少使用。常用的尿粪分流方法有直肠膀胱和结肠腹壁造口。这种方法简单,可以建立一个相对低压、可控的直肠膀胱,现在被许多医院采用。当患者接受手术用肛门括约肌控制尿液时,肛门括约肌必须功能良好。

(3)膀胱重建或原位新膀胱:近10年来,由于患者术后生活质量高,原位新膀胱已被许多治疗中心用作尿路改道的首选。这种手术的主要优点是不需要腹部造口,患者可以通过腹部压力或间歇性清洁导尿来排空尿液;其缺点是夜间失禁和需要间歇性自我导尿;早期和晚期并发症的发生率较高,主要由输尿管与肠道或新膀胱与尿道吻合引起。另一个缺点是尿道肿瘤复发。因此,男性患者术前应进行常规前列腺、尿道组织活检,女性患者术前应进行常规膀胱颈活检或术中冰冻切片检查,术后应定期进行尿道镜检查和尿液脱落细胞学检查。原位新膀胱主要包括回肠原位新膀胱、回肠结肠原位新膀胱和升盲肠原位新膀胱。有学者认为,回肠收缩性小、灵活性强,可以达到更高的尿液控制率,而且黏膜萎缩减少了尿液成分的重吸收,手术也不那么复杂,比使用其他肠道进行原位新膀胱手术要好。由于有形成憩室和癌变的风险,乙状结肠原位膀胱置换术不适合长期尿液引流,可在其他引流手术失败后使用。这种手术目前仅有病例报告和小样本患者报告,远期效果有待进一步观察,一般建议在肠道严重受损、盆腔接受过放疗,或者其他疾病阻止使用肠道的情况下使用。原位构建新膀胱的前提条件是尿道和外括约肌完整且功能正常,术中尿道切缘阴性。一般来说,任何形式的可控性尿流改道都要求患者肾功能正常。这是因为肾功能差的患者在使用小肠或结肠进行受控尿转移后可能会经历严重的代谢紊乱。回肠膀胱术是肾功能不全患者唯一可以考虑的改道手术。前列腺及尿道侵犯、多发性膀胱原位癌、盆腔淋巴结转移、术前高剂量放疗、复杂性尿道狭窄、不能耐受长期尿失禁是膀胱肿瘤立位手术的禁忌证。

4.膀胱癌化学治疗

虽然只有少数患者在诊断时处于晚期,但大多数早期或侵袭性膀胱癌患者最终会复发或转移,其中大概一半患者会在2年内发生远处转移,5年生存率相对较高。$T_{3\sim4}$和(或)N_0M_0膀胱癌的高危患者,5年生存率较低。化疗是唯一能够在一定程度上延长这些晚期患者生存时间和提高其生活质量的治疗方法,可以将大多数患者的预期生存时间从3个月延长到1年左右,少数患者可以获得长期的生存时间。

(1)新辅助化学治疗:对于可手术的$T_{2\sim3}$期患者,可做术前新辅助化学治疗。新辅助化学治疗主要是控制局部病灶,降低肿瘤退化分期,减少手术难度,消除微转移,提高手术后远期生存率。其优势体现在以下几点:①新辅助化学治疗期间,如效果好,可连续化学治疗;如化学治疗没有效果或进展,可中断治疗或做膀胱切除术。②术前化学治疗可降低肿瘤分期,从而降低手术难度。③新辅助化学治疗在应用系统、充分的化学治疗时不必考虑影响膀胱切除手术后恢复的困难,患者能耐受较高的剂量强度和较多的化学治疗周期后再做手术。④新辅助化学治疗对早期微转移有效,并有可能降低随后转移癌的发生率。⑤新辅助化学治疗已被证明可以降低病死率,提高5年生存率,并减少远处转移,这在$T_{3\sim4a}$患者中可能更为明显。新辅助化学治疗也被用作膀胱保留的手段,但这种方法现在存在争议。新辅助化学治疗的疗程还没有明确,但是至少应使用2~3个周期的顺铂联合化学治疗。

(2)辅助化学治疗:手术后选择性化学治疗策略包括早期膀胱切除术和后续化学治疗。可通过对膀胱切除手术后标本的病理检查做风险分层,从而指导后续辅助化学治疗。对于临床分期为T_2或T_3的患者,如果根治性膀胱切除手术后病理显示淋巴结阳性或pT_3,可在手术后对术前未接受新辅助化学治疗的患者做辅助化学治疗。如果膀胱部分切除术患者的手术后病理显示淋巴结阳性或切缘阳性或pT_3,也可在手术后做辅助化学治疗。低危患者不需要辅助化学治疗。辅助化学治疗可以延缓疾病进展和预防复发,但由于样本量小、统计学和方法学混乱,关于辅助化学治疗的各种研究争议不断。

(3)对于临床T_{4a}、T_{4b}的患者,若CT显示淋巴结阴性或活检发现异常淋巴结阴性,则需要化学治疗或化学治疗+放射治疗或手术+化学治疗;若CT显示淋巴结肿大且活检呈阳性,则需要化学治疗或化学治疗+放射治疗。

(4)全身化疗应作为转移性膀胱癌的常规治疗方法,尤其是对于无法切除的弥漫性和可测量的转移灶。医学上不适合或不愿意接受根治性膀胱切除术的患者,也可以接受全身化疗和放疗。

(5)动脉导管的化学治疗:通过髂内双动脉输注化学治疗药物,达到对局部肿瘤病变的治疗效果,对局部肿瘤的治疗效果优于全身化学治疗,常用于新辅助化学治疗。文献报道的动脉导管化学治疗+全剂量放射治疗的完全缓解率较高,动脉导管化学治疗作为辅助化学治疗没有效果。化学治疗药物可以是甲氨蝶呤(MTX)/顺铂(CDDP)或单独CDDP或5-氟尿嘧啶(5-FU)+阿霉素(ADM)+CDDP+丝裂霉素(MMC)。

(6)化学治疗方案:早期多为单药化疗,其中顺铂和甲氨蝶呤使用最多,有效率相对较高。顺铂单药治疗晚期癌症的二期临床研究表明,有效率大概为35%,但大多数患者的部分缓解率和完全缓解率为5%~16%。单一药物还包括长春新碱、阿霉素、氟尿嘧啶、环磷酰胺和丝裂霉素,有效率一般在10%~20%,完全缓解率小于10%,但肿瘤缓解时间很少超过4个月。

5.膀胱癌放射治疗

当肌层浸润性膀胱癌患者不愿行根治性膀胱切除术,或患者一般情况不能耐受根治性膀胱切除术,或根治性手术不能完全切除肿瘤时,可采用膀胱放疗或化疗+放疗。然而,对于肌层浸润性膀胱癌,单独放疗的有效率仅为40%左右,患者的总生存期短于根治性膀胱切除术。

(1)放射治疗:膀胱外照射的方法包括常规外照射、三维适形放射治疗和重点适形放射治疗。单纯放射治疗的目标剂量通常为60~66 Gy,每日剂量通常为1.8~2 Gy,整个疗程不超过7周。现在常用的放射治疗计划如下:50~55 Gy,25~28次(28天以上);64~66 Gy,32~33次(超过12天)。放射治疗的局部控制率为30%~50%,肌层浸润性膀胱癌患者的5年总生存率为40%~60%,肿瘤特异性生存率为40%左右,局部复发率约为30%。

(2)辅助放疗:术前放疗在根治性膀胱切除术中的优势不明显。术后辅助放疗可用于全膀胱切除术或部分膀胱切除术后的残余肿瘤,或术后病理学切缘阳性的肿瘤。

（3）姑息性放疗：短期放疗可缓解膀胱大肿瘤引起的血尿、尿急、疼痛等无法控制的症状。然而，治疗会增加急性肠道并发症的风险，包括腹泻和腹部痉挛。

第四节 前列腺癌

一、前列腺癌的流行病学与病因学

（一）前列腺癌的流行病学

前列腺癌是世界上最常见的恶性肿瘤之一。在欧洲各国和美国，它在男性恶性肿瘤的发病率中排名第一。虽然我国男性前列腺癌的发病率低于欧美，但是现在由于人口老龄化和生活方式、饮食结构的变化，我国癌症的发病率呈明显的逐年上升趋势。

前列腺癌的发病率在地理区域和年龄组之间有很大差异。欧洲国家、澳大利亚、新西兰和北美国家的发病率最高，东亚国家的发病率最低，相差超过100倍。

癌症的死亡率在非洲和美洲男性中相对较高，在美国男性中等，在亚洲男性中较低。全世界前列腺癌的总死亡率变化相对稳定。然而，我国前列腺癌患者的分期构成与西方发达国家相去甚远。例如，在美国，大多数新诊断的前列腺癌病例都是临床上局限性的癌症。这些患者的一线治疗是根治性手术或根治性放疗，接受标准治疗后预后良好，5年生存率高。而我国只有30%的新病例在诊断时具有临床局限性，其余为局部晚期或转移性病例。他们不能接受彻底的局部治疗，预后也很差。

（二）前列腺癌的病因学

前列腺癌的病因和危险因素还不完全清楚。家庭和民族因素与前列腺癌的发病率密切相关。少数前列腺癌患者已被确定为家庭遗传性。这些患者有3名以上患有前列腺癌症的家庭成员，或至少2名患有前列腺癌的年轻（55岁以下）亲属。$HOXB13$ 和 $BRCA1/2$ 等基因的突变与前列腺癌症的风险增加有关。这些有针对性的基因组分析可以帮助人们了解高危家庭的情况。患前列腺癌的风险也与各种外部因素有关。搬到加利福尼亚的日本男性患前列腺癌的风险会增加，并接近美国男性的患病风险。高血压、高胆固醇和肥胖与前列腺癌风险增加有关。前列腺癌的潜在保护因素是番茄红素和维生素D。

二、前列腺癌的症状与诊断

（一）前列腺癌的症状

前列腺癌在早期通常没有明显的症状，很多患者在常规血清前列腺特异性抗原（PSA）检查中发现异常升高后寻求进一步的会诊，有些患者甚至在做前列腺电切手术后发现前列腺增生。随着肿瘤的发展，前列腺癌引起的症状与良性前列腺增生相似，主要归纳为压迫症状和转移症状两大类。

前列腺体的逐渐变大可引起排尿困难或在短时间内进行性排尿困难迅速加重，表现为尿线细、射程短、尿流缓慢、尿流中断、终末滴沥、排尿不全、排尿无力。另外，还有尿频、尿急、夜尿增多，甚至尿失禁。起源于外周带的前列腺癌压迫后尿道,症状不容易被发现。起源于外周束的前列腺癌还可通过压迫直肠引起便秘、便血、肠梗阻,也可以通过压迫输精管引起射精不足,通过压迫神经引起会阴疼痛,还可以辐射至坐骨神经处。

前列腺癌可侵犯膀胱、精囊、血管和神经束,引起血尿、血精、阳痿等症状。前列腺癌患者可能首先被诊断出转移症状,其中转移性骨痛最为明显。最常见的骨转移部位是胸椎、腰椎、肋骨和骨盆,表现为腰部、髋部和坐骨神经的持续性剧烈疼痛;病理性骨折主要发生在股骨和肱骨,脊椎骨折可能导致截瘫。前列腺癌还会侵犯骨髓,导致贫血或血细胞减少。脊椎转移也会导致脊髓受压和受侵,最常见的受压部位是第1~6胸椎,表现为知觉异常、四肢无力和括约肌功能障碍。盆腔淋巴结转移时,变大的髂窝淋巴结可压迫髂静脉,引起双下肢及阴囊水肿,变大的腹主动脉旁淋巴结可压迫输尿管或浸润输尿管,最终导致肾积水。晚期前列腺癌可发生内脏转移,肝转移表现为肝功能异常和黄疸;胃肠道转移主要表现为恶心及呕吐、腹痛、出血;肺转移表现为咳嗽、咯血。

(二)前列腺癌的诊断

由于我国新发前列腺癌的晚期和早期前列腺癌的隐匿性特点,开展前列腺癌筛查具有重要意义。前列腺癌筛查的目的是在不影响筛查人群生活质量的前提下,降低筛查人群的前列腺癌病死率,提高前列腺癌的检出率,发现早期前列腺癌,从而改善我国前列腺癌患者的预后。现在,数字直肠指检和前列腺特异性抗原水平检测被认为是可疑早期前列腺癌的诊断方法。我国《前列腺癌筛查专家共识》推荐将前列腺特异性抗原作为前列腺癌筛查的主要方法,并明确不推荐将PCA3检测、p2PSA检测、4K蓝蛋白评分检测、前列腺健康指数等作为前列腺癌筛查的常规手段。

1.数字直肠指检

大多数前列腺癌位于外周带,当前列腺体积大于0.2 mL时,直肠指检可以检测到。大约18%的病例,不论前列腺特异性抗原水平如何,仅使用直肠指检就可以检测到疑似前列腺癌。在前列腺特异性抗原水平为2 ng/mL的患者中,疑似前列腺癌直肠指检的阳性检出率为5%~30%。然而,大多数早期前列腺癌患者没有临床可触及的结节。前列腺癌典型的直肠指检征象为前列腺坚硬、边界不清、结节不规则、活动能力差。另外,直肠指检的结论与筛查医师的经验和判断密切相关,敏感性较低,特别是对于<0.5 cm的肿瘤病变,难以达到。所以,许多指南不推荐直肠指检作为前列腺癌的筛查方法。

2.前列腺特异性抗原检测

现在,前列腺特异性抗原(PSA)是诊断、评估效果和预测患者预后的重要而可靠的肿瘤标志物。美国泌尿外科协会(AUA)和美国临床肿瘤学会(ASCO)建议50岁以上的男性每年接受常规前列腺特异性抗原筛查。有前列腺癌家族史的男性,应从45岁开始每年接受筛查。前列腺特异性抗原检测应在前列腺按摩1周后,数字直肠指检、膀胱镜检查、导尿和其他操作48小时后,射精24小时后,前列腺穿刺1个月后做。前列腺特异性抗原对器官有特异性,但对癌症没有特异性。所以,良性前列腺增生、前列腺炎、其他非恶性病症可能会导致其增高。

当血清总前列腺特异性抗原(tPSA)大于4 ng/mL时视为异常,首次检查tPSA异常时建议复查,tPSA大于或等于10 ng/mL的患者,可直接做前列腺穿刺活检明确诊断。PSA在4~10 ng/mL是判断前列腺癌的灰区,其中应参考游离前列腺特异性抗原(fPSA)、PSA密度(PSAD)等数据。

对于同一正常男性,血清中tPSA水平相对稳定,年变化率在0.5 ng/mL以下。现在,有学者建议采用与年龄相关的 tPSA 值作为参考，即依据不同年龄段设定不同的 tPSA 正常值范围，提高不同年龄段前列腺癌的检出率。

fPSA 水平与前列腺癌发病率呈负相关。研究表明，若患者的 tPSA 在 4～10 ng/mL 范围内，且 fPSA/tPSA<0.1，则患者患前列腺癌的可能性高达 56%；相反，若 fPSA/tPSA>0.25，则患前列腺癌的可能性很小。国内推荐 fPSA/tPSA>0.16 为正常参考值。

前列腺体积是通过经直肠超声检查计算得出的。PSAD 的正常值小于 0.15，PSAD 检测有利于区分前列腺增生和前列腺癌。当患者的前列腺特异性抗原处于正常值上限或轻微升高时，PSAD 可以指导医师决定是否取活组织检查。

3.前列腺的影像学检查

(1)经直肠的超声检查：在经直肠超声的指导下，在前列腺及其周围组织结构中寻找可疑病变，并可初步确定肿瘤的大小。经直肠超声可检出直径>5 mm 的病变。典型的前列腺癌超声图像表现为外周区或迁移区低回声，部分低回声病灶也可能是良性病变或炎性结节。一些高回声灶也可能是良性病变或炎性结节。少数前列腺癌可呈等回声或高回声。所以，经直肠超声诊断前列腺癌的特异性较低，对高回声前列腺病变的检测必须与正常前列腺、良性前列腺增生(BPH)、高级别前列腺上皮内瘤变(PIN)、急慢性前列腺炎、前列腺梗死、前列腺萎缩等鉴别。经直肠超声引导下的前列腺穿刺活检是诊断前列腺癌的主要方法。

(2)MRI 检查：可以显示前列腺包膜的完整性，以及是否侵犯前列腺周围组织和器官。MRI 还可以显示盆腔淋巴结侵犯和骨转移的情况，有利于临床分期。T_2 加权成像和弥散加权成像在检测和定位方面具有良好的灵敏度。磁共振成像可以区分局限性和浸润性前列腺癌，预测前列腺癌包膜浸润的准确率较高。

(3)CT 检查：CT 对早期前列腺癌诊断的敏感性低于 MRI，对前列腺癌患者做 CT 检查的主要目的是协助临床医师对肿瘤做临床分期。对于肿瘤邻近组织器官侵犯及骨盆转移性淋巴结肿大，CT 的诊断敏感性与 MRI 相似。近年来，CT 越来越多地用于前列腺癌放射治疗前的剂量计算，以及指导近距离治疗中粒子的精确放置。

(4)放射性核素骨扫描检查：是一种可检测前列腺癌患者转移性骨癌的无创检查。传统的 X 线检查难以发现骨实质的微小变化，而全身骨扫描一般可比 X 线检查更早发现前列腺癌的骨转移。不过，不建议对早期或常规前列腺癌患者做骨扫描，因为当 tPSA 小于或等于 20 ng/mL 时，骨转移的阳性率仅为 1%。经直肠超声检查、CT、MRI 等在前列腺癌诊断中都有局限性，最终应通过前列腺活检获得组织学诊断。

4.前列腺的穿刺活检

该检查要在 MRI 和超声检查等指导下进行。其穿刺指征如下：①直肠指检发现结节，不论 tPSA 值如何。②超声发现前列腺低回声结节或 MRI 发现异常信号，tPSA 值正常。③tPSA 大于 10 ng/mL，任意 fPSA/tPSA 和 PSAD 值。④tPSA 4～10 ng/mL，fPSA/tPSA 异常或 PSAD 值异常。⑤tPSA 4～10 ng/mL，fPSA/tPSA、PSAD 值及影像学正常，穿刺或密切随访。前列腺穿刺针数：前列腺体积 30～40 mL，需接受不少于 8 针的穿刺活检，建议使用 10 针以上穿刺活检；大于 12 针穿刺结果没有显著性增加。第一次前列腺穿刺阴性结果，在以下四种情况要在 6 周后做重复穿刺：①第一次穿刺病理发现非典型性增生或高级别 PIN。②tPSA 大于 10 ng/mL，任何 fPSA/tPSA 或 PSAD。③tPSA 4～10 ng/mL，复查 fPSA/tPSA 或 PSAD 值异常，或直肠指检或影像学异常。④tPSA 4~10 ng/mL，复查 fPSA/tPSA、PSAD、直肠指检、影像学均正常，则严密随访，每 3 个月复查一次 PSA。如果 tPSA 连续 2 次大于 10 ng/mL，要再做穿刺。

经直肠超声引导前列腺活检的主要并发症是血尿、血便、罕见的前列腺脓肿、高热、败血症及其他严重感染。出血是最常见的并发症，大概半数患者会发生毛细血管破裂，出现血尿。如果血尿严重，可使用导尿管或膀胱冲洗来清除出血凝块。穿刺后，做直肠指检以确定是否有直肠出血。如果发现有明显的直肠出血，将适当大小的阴道棉条涂上润滑剂并塞入直肠数小时，可有效止血。很少需要通过内窥镜检查来止住直肠出血。前列腺活检后感染的发生率很低。建议在活检前后口服、静脉注射抗生素，喹诺酮类药物是首选药物。

5. 前列腺癌的病理分级

建议采用 Gleason 评分系统。前列腺癌组织分为主要和次要分级区，每个分区的 Gleason 评分为 1~5 分。Gleason 评分是将主要分级区和次要分级区 Gleason 评分相加，形成癌组织分级的常数。Gleason 总分 2~5 分通常被认为是高分化癌，6~8 分为中分化癌，9~10 分为低分化癌。当 Gleason 评分一致时，如 Gleason 评分为 8 时，可由 4+4、3+5、5+3、2+6、6+2 等组成，但患者的预后基本相同。分级标准如下。

Gleason 1 级：极为罕见。其边界清晰，生长扩张，几乎不侵入基质。癌腺泡结构简单，多为圆形，大小适中，排列紧密，细胞质与良性上皮细胞非常相似。

Gleason 2 级：少见，多发生在前列腺的迁移区，癌的边界不是很清楚，癌腺泡被间质隔开，简单圆形，大小不一，也可能不规则，排列稀疏。

Gleason 3 级：是最常见的，大多发生在前列腺的周边部位。最重要的特征是浸润性生长，癌的针尖大小和形状不同，核小而红，细胞质多呈碱性染色。

Gleason 4 级：肿瘤分化差，浸润性生长，癌腺泡不规则融合，形成小乳头状或筛状，细胞核大而红色，细胞质呈碱性或灰色反应性。

Gleason 5 级：肿瘤分化极差，边界呈规则的圆形或不规则形，呈浸润性生长。生长形态为片状单细胞癌或粉瘤样癌，伴有坏死。癌细胞核大，核仁大而红，细胞质染色可能发生改变。

前列腺穿刺活检标本与根治性切除标本 Gleason 评分差异的主要原因是前列腺癌组织的生物多样性和组织形态学特征。不仅同一病例中不同部位癌组织的不同结构并存，而且同一部位的相邻腺体也可能有不同级别癌组织的不同结构。所以，在活检中不可避免地会遗漏癌组织的某些结构。

6. 前列腺癌的分期及危险因素的分级

对前列腺癌做分期的目的是指导治疗方法的选择和评估预后。分期是通过前列腺数字直肠指检(DRE)、前列腺特异性抗原(PSA)、穿刺活检阳性针的数量和位置、骨扫描、CT、MRI 和淋巴结切除来确定的。推荐使用 AJCC 的 TNM 分期系统。T 分期代表原发肿瘤的局部情况，主要由 DRE 和 MRI 确定。前列腺穿刺活检阳性针的数量和位置、肿瘤的病理分级，以及 PSA 都有利于分期。N 分期表示淋巴结情况，只有通过淋巴结清扫和切除才能准确了解淋巴结转移情况。N 分期对准备接受根治治疗的患者非常重要，分期小于 T_2，PSA<20 ng/mL，Gleason 评分小于 6 的患者发生淋巴结转移的概率较低。M 分期主要针对骨转移。骨扫描、MRI 和 X 线检查是主要的检查方法，尤其是病理分化较差或 PSA>20 ng/mL 的患者，要常规做骨扫描。

依据血清 PSA、Gleason 评分及临床分期将前列腺癌分为低危、中危、高危三类，以指导治疗和判断预后。

三、前列腺癌的监测和治疗

(一)主动监测和观察等待

主动监测的目的是监测有临床限制的患者接受根治性治疗的时机,而不是姑息治疗。观察等待是指积极监测前列腺癌的进展情况,当病情进展或临床症状明显时再做其他治疗。观察等待的适应证:低危前列腺癌及预期寿命短的患者;晚期前列腺癌患者,仅限于治疗带来的危险和并发症大于延长生命和改善生活质量的情况。局部前列腺癌患者,如选择观察等待的患者,必须理解并接受局部进展和转移的风险。对选择观察等待的患者做密切随访,每3个月复诊一次,检查PSA和DRE。如有必要,可缩短复诊间隔,并做影像学检查。DRE、PSA和造影检查有进展的患者可以考虑接受其他治疗。

(二)前列腺癌的根治性手术治疗

根治性前列腺切除术,也就是根治手术,目前主要有三种手术方式:经耻骨后和经会阴开放手术、腹腔镜手术和机器人辅助前列腺癌根治术。对于有希望治愈的前列腺癌,应进行根治手术。外科适应证应根据患者的临床分期、生存期及身体条件而定。对于生存期超过10年的患者,可采用根治性手术治疗。根治性前列腺切除术适用于局限性前列腺癌患者,临床分期为$T_{1\sim 2}$。对于临床T_3期前列腺癌还有争议,有观点认为在新辅助治疗后做根治性手术,以降低阳性切缘率。对于tPSA>20 ng/mL或Gleason评分大于8且符合上述分期和预期寿命标准的局限性前列腺癌患者,可在根治性手术后给予其他辅助治疗。

第五节 睾丸肿瘤

睾丸肿瘤是指来自生殖细胞和非生殖细胞的睾丸组织肿瘤,一般发生在20~36岁,多数为生殖细胞来源的恶性肿瘤。该病多发于青壮年,经过适当治疗可以完全治愈。

一、流行病学

睾丸生殖细胞癌在男性恶性肿瘤中占少数,是男性生殖系统中较常见的恶性肿瘤。睾丸肿瘤的发病率存在地区与种族差异。

二、病因

睾丸肿瘤的病因还不十分清楚。隐睾症患者罹患睾丸肿瘤的概率是正常人的数倍。睾丸固定术(6岁前)可降低睾丸肿瘤的风险,但并不能消除癌症的可能性,癌症可能与遗传、感染或睾丸受到外部损伤相关。

三、分类

睾丸肿瘤可分为两大类:原发性和继发性。原发性肿瘤可分为生殖细胞肿瘤和非生殖细胞肿瘤,其中最常见的生殖细胞肿瘤——精原细胞肿瘤被单独列出,而其他生殖细胞肿瘤则被归类为非精原细胞肿瘤。

四、临床诊断

(一)临床症状

睾丸位于人体表面,一旦发生肿瘤,应及早诊断。但据统计,有的患者从出现症状到睾丸切除,最长拖延了半年之久,这是因为睾丸肿瘤的症状是多变的,随着肿瘤类型的不同而不同。其中一些表现为无痛性睾丸增大,特别是精原细胞肿瘤,其发展相对延迟。肿瘤虽大,但临床症状不是很明显,患者常有沉重感或坠落感,但往往不够重视,洗澡时才发现,应定期做自我检查;有的发病急迫,也发展迅速,突然出现阴囊肿块、疼痛,并伴有寒战、发热、局部红肿等症状,常被误诊为急性附睾炎。在某些情况下,一些隐睾患者突然出现腹部或腹股沟肿块,并且逐渐变得越来越大,这通常是肿瘤的表现;睾丸肿瘤可能与睾丸鞘膜积液同时发生,由于阴囊肿大,容易被发现,也容易被触摸到。触诊时,如解剖关系不清,应做一些相关检查,如透光试验、B超或CT检查等,但不适合做阴囊穿刺,以防肿瘤种植。少数睾丸肿瘤患者由于睾丸肿瘤分泌的人绒毛膜促性腺激素(HCG)刺激睾丸间质细胞产生雌二醇,可导致一侧或双侧乳房增大、疼痛。晚期患者可能会出现腰背痛、骨和关节痛,提示有骨转移。出现呼吸窘迫综合征表明肺部转移严重,这在睾丸绒毛膜上皮癌中很常见。胃肠道症状通常表现为食欲减退、恶心及呕吐、恶病质和腹部肿块。检查睾丸时应先用双手触诊正常侧,再触诊患侧,以便比较睾丸的大小、形状和质地。在肿瘤存在的情况下,睾丸肿大,表面光滑,坚硬的实质失去了正常的弹性,表明肿瘤占据了整个睾丸实质,通常是精原细胞肿瘤;如果睾丸内有几个肿大的结节,很可能是胚胎癌或畸胎瘤。睾丸肿瘤也常合并脊髓空洞,但积液量通常不多,仔细检查仍可摸到睾丸病变;如果含有血,应送去检查肿瘤细胞并测定β-HCG和甲胎蛋白(AFP)。睾丸白膜是一道坚韧的屏障,所以肿瘤很少侵犯附睾或精索,只有一小部分患者会发生这种情况。若腹部触诊发现肿块,则提示腹腔或腹膜后转移。若在胸部检查时发现女性型乳房增大,则表明睾丸肿瘤具有全身性内分泌影响。虽然大多数生殖细胞肿瘤可以在体检时发现,但也有少数患者的原发灶很小,发生于睾丸或发生于纵隔或颅内的生殖细胞肿瘤要做特殊检查。

(二)影像学检查

睾丸肿瘤的位置很浅表,临床上比较容易诊断。影像学检查主要用于确定隐睾的位置,显示肿瘤侵袭范围,有利于临床分期。超声是检查的首选,可用于判断睾丸、腹股沟等是否有转移淋巴结。CT、MRI可发现盆腔、腹部、纵隔淋巴结转移及其他脏器转移,有利于合理选择治疗方案和跟踪观察治疗效果。膀胱尿道造影可显示累及尿道。淋巴造影可以显示淋巴结转移,但它是一种创伤性检查,仅在CT或MRI阴性时使用。

1.X线胸部检查

睾丸肿瘤很容易转移到肺部。X线平片和断层扫描可用于检查肺实质和纵隔的转移或病变。

2.CT检查

CT可检查腹腔、腹膜后及胸腔是否有转移。正常淋巴结直径0.3～1.0 cm,散在腹主动脉及下腔静脉旁,圆形或卵圆形。淋巴结转移有以下表现:①单个淋巴结直径>1.5 cm。②多个淋巴结融合成一个肿块并分叶,包围大血管及其主要分支。③腹膜后淋巴结转移常出现坏死、液化和信号不均匀。④若腹主动脉在CT图像上偏离椎体并向前移动,则提示腹主动脉正在被肿大的淋巴结包绕推压,使其向前移动,称为"主动脉漂浮征"。

3.MRI检查

T_1WI与正常睾丸信号相似,而T_2WI低于正常睾丸信号。密度或信号不均匀通常是由肿块内出血和坏死所致;增强后的肿块呈不均匀强化。如果有淋巴结转移,肿块会变大,除了引流到腹股沟淋巴结外,一般还会引流到腹膜后淋巴结,即主动脉与肾静脉分叉处。

4.B超检查

B超检查能更准确地确定睾丸的大小、形状和质量,还能将肿胀的睾丸与炎症、组织水肿或肿瘤区分开来。一般来说,纯精原细胞的回声为中等亮度的小点,分布均匀。胚胎瘤、畸胎瘤和混合瘤则表现为杂乱无章、不均匀的声波。B超还可用于检测腹膜后有无转移肿块,有无肾积水,腹腔脏器有无转移等,有利于观察肿瘤的分期和效果。彩色多普勒超声可以检测肿瘤有无高血管区,组织是否受损,但只能初步提示有无变异,没有诊断特异性。睾丸肿瘤大多为原发性恶性肿瘤,可分为生殖细胞肿瘤和非生殖细胞肿瘤,其中生殖细胞肿瘤占绝大多数。其声像图的特点如下所述。

(1)受累睾丸弥漫性增大,卵球形或近圆形,表面不规则。

(2)较小的精原细胞瘤表现为均匀的低回声病变,边界规则,生长后回声增强,边界不规则。胚胎瘤和绒毛膜癌表现为混合回声改变,即回声减弱和回声增强两种成分,表明肿瘤内有出血、坏死、纤维化和钙化成分。畸胎瘤是一种复杂的病变,既有囊性成分,也有实性成分。

(3)可看见肺门及腹膜后淋巴结肿大。

(4)彩色多普勒血流显像(CDFI):肿瘤局部血流信号增加或明显增加,阻力指数大多较低,但也有少数增加。

5.静脉尿路的造影检查

静脉尿路造影可以明确有无先天性尿道畸形、梗阻和输尿管受压、移位、积液,以及肾门、腹主动脉、腹膜后有无转移灶,通过治疗前后检查的对比,也可以了解治疗效果。

6.淋巴造影检查

该检查一般采用足背淋巴造影,可显示腹股沟淋巴结、腹膜后淋巴结和胸腔淋巴结的结构,发现肿瘤有无转移。淋巴造影有利于设计放射治疗部位,确定腹膜后淋巴结清扫范围,观察治疗效果。注射造影剂24小时后拍摄的胸片可用于观察纵隔和锁骨上窝有无淋巴结转移。但淋巴管造影有假阴性和少数假阳性,所以应与其他检查方法结合使用。由于这种检查方法较为烦琐,有一定的风险,误诊率较高,现在已被B超、CT检查所取代,应用比较少。

7.血管造影检查

一些睾丸恶性肿瘤可能会转移到下腔静脉,通常需要血管造影,如下腔静脉血管造影,观察残余阴影有无充盈,以识别转移灶。

(三)实验室检查

与睾丸生殖细胞肿瘤相关的四个肿瘤标志物是人绒毛膜促性腺激素β亚基(β-HCG)、甲胎蛋白(AFP)、乳酸脱氢酶(LDH)和胎盘碱性磷酸酶(PALP)。前两种更具体,后两种仅用作诊断辅助。

1.β-HCG

HCG 是一种多肽糖蛋白,分子量约为 38 000 Da,半衰期为 24～36 小时,含有 α 亚基和 β 亚基,二者的结构和抗原性不一样。生殖细胞瘤患者的 β-HCG 常增高,其中绒毛膜上皮癌患者会全部增高,胚胎癌患者有部分增高,单纯性精原细胞瘤患者仅有少数增高。

2.AFP

AFP 是一种分子量约为 70 000 Da 的单链糖蛋白,正常血清水平小于 25 μg/L,半衰期为 4～6 天,绒毛膜上皮癌和精原细胞肿瘤中 AFP 水平正常,卵黄囊癌和胚胎瘤中 AFP 水平升高占大多数。上述两种肿瘤标志物的升高表明肿瘤正在发展。肿瘤标志物的检测可辅助用于肿瘤的临床分期和预后判断。如果在手术前后连续测量肿瘤标志物,持续升高表明肿瘤未完全切除,也有可能已经存在转移性肿瘤。

3.LDH

LDH 的分子量约为 134 000 Da,有 5 种同工酶,任何一种都有重要意义。LDH 一般存在于不同组织的细胞中,特异性较低,容易出现假阳性。胚芽细胞瘤常增高,与肿瘤大小相关,可作为临床分期参考。它还可以用来提示预后,如Ⅰ期、Ⅱ期患者治疗前 LDH 已增高,治疗后复发率会高,如治疗前正常则复发率低。另外,晚期精原细胞肿瘤 LDH 也会增高,所以可作为晚期精原细胞肿瘤的监测指标。

4.PALP

PALP 在体内具有多种同工酶,可由多种组织产生,所以特异性较低。近年来,人们使用酶标记的单克隆抗体来测量它,这种方法大多是准确的,而且它的半衰期很短。有研究表明,纯精原细胞肿瘤可分泌这种酶,所以如果精原细胞肿瘤处于进展期,PALP 升高可达 36% 以上,甚至高达全部。PALP 的测定也可作为精原细胞肿瘤分期的参考。在吸烟的正常人中,由于肺组织受到刺激,大多数人的 PALP 升高。所以,如果睾丸肿瘤患者吸烟,应该注意可能会出现假阳性。

五、TNM 分期与临床分期

准确的分期对于了解疾病、治疗、估计预后和积累科研数据具有重要意义。分期方法主要有两种。

(1)TNM 分期:依照肿瘤大小、淋巴结状态、远处扩散情况来评估癌症进展和预后。

T(原发肿瘤):

T_x:行睾丸切除术。

T_0:未见原发肿瘤。

T_1:肿瘤局限于睾丸和附睾,无血管及淋巴侵犯,肿瘤可侵犯白膜,但无睾丸鞘膜侵犯。

T_2:肿瘤局限于睾丸和附睾,但有血管及淋巴侵犯,或肿瘤侵犯睾丸鞘膜。

T_3:肿瘤侵犯精索。

T_4:肿瘤侵犯阴囊。

N(区域淋巴结):

N_x:不能评估区域淋巴结受侵的范围。

N_0:无区域淋巴结受侵的征象。

N_1:同侧淋巴结受侵,最大直径不超过 2 cm。
N_2:同侧淋巴结受侵,直径在 2～5 cm。
N_3:任何淋巴结转移直径超过 5 cm。
M(远处转移):
M_x:未能确定远处转移的范围。
M_0:无远处转移征象。
M_1:有远处转移征象。
M_{1a}:非区域淋巴结转移或肺转移。
M_{1b}:其他远处转移。

(2)睾丸癌的临床分期:是依据患者在就诊、治疗或随访期中检查所见划分,一般分为三期,Ⅰ期病变局限在睾丸,Ⅱ期肿瘤转移至腹膜后,Ⅲ期有远处的转移。

六、治疗

不论何种类型的睾丸肿瘤,只要情况允许,都必须通过手术切除并结扎精索,然后依据疾病的类型决定下一步的治疗。

(一)手术治疗

有根治性睾丸切除术、腹膜后淋巴结切除术和其他转移灶切除术。一般认为,不论何种类型的睾丸肿瘤,首先应该做根治性睾丸切除术,即强调切口不适合在阴囊,应该在腹股沟,且必须先结扎精索血管,避免肿瘤转移或皮肤种植,可减少一部分局部复发的机会。切除的睾丸应做病理切片。

腹膜后淋巴结清扫是治疗睾丸癌的一项重要措施。依据手术范围和手术顺序的不同,该手术分为根治性、改良性和保留神经的腹膜后淋巴结清扫术三种。根治性腹膜后淋巴结清扫术适用于非精原细胞性睾丸生殖细胞肿瘤或伴有 AFP 和 β-HCG 升高的精原细胞性睾丸生殖细胞肿瘤。切除范围:上界为两侧肾静脉,左、右至输尿管,下至髂总动脉分支下 2 cm 处,切除此范围内病变及淋巴结结缔组织。由于该手术具有创伤性,容易发生并发症。现在改良性腹膜后淋巴结清扫术或保留神经的腹膜后淋巴结清扫术更常用于早期、低分级患者。它们可以减少手术的近期并发症,并且对肿瘤的 5 年生存率没有影响。

(二)放射治疗

睾丸生殖细胞肿瘤放射治疗的效果非常好,用于以下两种情况。

1.精原细胞肿瘤

它对放射治疗非常敏感,通常在切除睾丸肿瘤后进行。但如果腹腔隐睾症并发精原细胞肿瘤,且肿块较大,也可在手术前进行。Ⅰ期主动脉旁照射的 DT(肿瘤的吸收剂量)为 20～26 Gy;Ⅱ期和Ⅲ期做主动脉旁和盆腔野照射,DT 为 30 Gy。Ⅱ、Ⅲ和Ⅳ期患者在化学治疗后有肿瘤残留时,做姑息性放射治疗。

2.非精原细胞肿瘤

Ⅰ期患者的放射治疗范围和方法与精原细胞肿瘤相同;Ⅱ期患者可在腹膜后淋巴结清扫术后或术前做放射治疗(30 Gy),再做腹膜后淋巴结清扫;淋巴结阳性者要进一步进行化学治疗。

(三)化学治疗

化学治疗是晚期睾丸肿瘤的主要治疗方法。它对睾丸肿瘤的效果较好,对精原细胞肿瘤有效,对胚胎瘤、绒毛膜上皮癌也有效,尤其是几种药物联合应用,效果会更好。它对畸胎瘤效果较差,对晚期或复发患者,有一定效果。Ⅱ～Ⅳ期精原细胞肿瘤和非精原细胞肿瘤手术后均应化学治疗。多种抗癌药物联合治疗睾丸肿瘤优于单一药物治疗。现如今常用的联合化学治疗方案有以下几种。

1.PEB方案

顺铂20 mg/m^2,第1～5天静脉滴注。依托泊苷(VP-16)100 mg/m^2,第1～5天静脉滴注。博来霉素(BLM)15～30 mg/m^2,第2、9、16天静脉滴注。以3周为1个疗程,可用3～4个疗程。

2.EP方案

VP-16 100 mg/m^2,第1～5天静脉滴注。顺铂20 mg/m^2,第1～5天静脉滴注。以3周为1个疗程,可用3～4个疗程。

3.VIP方案

VP-16 75 mg/m^2,第1～5天静脉滴注。异环磷酰胺(IFO)1.2 g/m^2,第1～5天静脉滴注。顺铂20 mg/m^2,第1～5天静脉滴注。以3周为1个疗程,可用3～4个疗程。

(四)免疫治疗

免疫疗法也称为生物反应修饰疗法,使某些功能失调的生物体产生免疫增强作用,从而发挥抗肿瘤作用。免疫制剂的种类很多,其中大部分仍处于试验阶段,要谨慎使用,以下是一些常用的药物。

1.卡介苗

它的主要作用是激活巨噬细胞、T淋巴细胞,进而产生抗肿瘤效应。它是一种临床上常见的癌症辅助疗法,通常与放疗、外科及抗癌药联用,还可以治疗手术后的残余病变。根据病变部位的不同,可以选择不同的治疗方法。

2.白介素-2

它又称为T细胞生长因子,具有广泛的生物学功能,主要由单核巨噬细胞、淋巴细胞等多种细胞分泌,作用于各类免疫效应细胞之间,起到"第二信号"的作用。白介素-2的抗癌机制有以下几点。

(1)它能促进活化的T淋巴细胞和B淋巴细胞的分裂和增殖,激活自然杀伤细胞和被淋巴细胞激活的杀伤细胞,并诱导细胞毒性T淋巴细胞的产生。

(2)白介素-2在免疫应答和免疫调节过程中具有重要作用。

(3)白介素-2不能直接抗癌,用药目的是最大限度地兴奋免疫机制,增强抗癌的作用。

(4)肿瘤患者分泌白介素-2的能力低下,而白介素-2可以活化机体的免疫功能,发挥抗肿瘤效应。

3.干扰素

干扰素是一种抗病毒和细胞功能调节物质,是一种重要的抗肿瘤细胞因子,具有直接杀伤细胞和调节免疫反应的作用,临床上多作为放射治疗、化学治疗和手术的辅助治疗剂,以提高患者的免疫功能。本品一般多采用皮下注射、肌内注射、腹腔内滴注和局部静脉滴注;如使用肌内注射,每周

3次,持续数月至1年。本品有骨髓抑制、全身发热反应和局部反应,应谨慎使用。

4.转移因子

它是由致敏T淋巴细胞产生的一种淋巴因子,其作用特点如下。

(1)能选择性地转移细胞免疫力,可以将细胞免疫活性转移至受体细胞内。

(2)非特异性地增强机体的免疫功能。

(3)改善单核细胞与IgG复合物结合的能力。

(4)促进干扰素的释放。转移因子只传递细胞免疫,不传递体液免疫,不能促进细胞生长,所以使用转移因子治疗肿瘤相对安全。转移因子注入人体后产生的细胞免疫反应可维持数月至1年以上。本品可皮下注射或肌内注射:3~5 IU/次,每周1~2次,1个月后改为每周1次。

第三章 甲状腺疾病

第一节 甲状腺癌

大多数甲状腺癌是原发性的,依据其起源于滤泡细胞还是滤泡旁细胞,可分为两种主要类型,即滤泡上皮癌和髓样癌。滤泡上皮癌可分为乳头状癌、滤泡状癌和未分化癌。

一、原发性甲状腺癌的分类

(一)乳头状癌

乳头状癌最常见于40岁以下的年轻女性和15岁以下的未成年人,占甲状腺癌的大多数。肿瘤多为单发结节,少数为多发或双发结节,质地较硬,边界不规则,活动度相对较差。肿块生长迟缓,多数没有明显不适,平均病程是5年左右,有的甚至在10年以上。肿块的大小差异很大。小的肿块直径可<1 cm,质地较硬,有时无法触及。患者通常会因颈部淋巴结转移而接受治疗,甚至在尸检时在病理切片中被确认患有甲状腺癌。

(二)滤泡状癌

滤泡状癌是指有滤泡分化但没有乳头状结构的甲状腺癌,恶性程度高于乳头状癌,占甲状腺癌的少数,仅次于乳头状癌。滤泡状癌主要发生在中老年人,尤其是40岁以上的女性;病程长,生长缓慢,多为单发结节,少数可为多发或双侧结节;质地实、硬、韧,边界不清,常缺乏明显的局部恶性表现。

(三)未分化癌

未分化癌恶性程度高,常见于60~70岁的老年人,占甲状腺癌的少数。发病前可出现甲状腺肿或甲状腺结节,但肿块在短期内迅速增大,局部很快发生广泛浸润,形成两侧弥漫性甲状腺肿块。肿块局部皮肤温度升高,肿块变大、变硬,边界不清,还与周围组织粘连固定,伴有压痛,常转移至局部淋巴结,引起淋巴结肿大。

(四)髓样癌

髓样癌起源于甲状腺滤泡旁细胞。它通常不常见,发生在所有年龄段,但更常见于中年患者,女性多于男性,是一种中度恶性肿瘤。甲状腺髓样癌可分为散发型和家族型。散发型占多数,家族型占少数。肿瘤易侵蚀甲状腺内淋巴管,经淋巴结转移,常见转移部位为颈部淋巴结、气管旁软组织、食管旁淋巴结和纵隔淋巴结,可产生压迫症状、转移肿块,也可发生肺、骨、肝的血液学转移。

二、临床表现

(一)症状

甲状腺肿块多在不经意中或普查时发现,生长速度较快,部分患者伴有声音嘶哑或呼吸、吞咽困难,也有甲状腺肿块不明显而首先发现颈部淋巴结肿大者。

(二)体征

甲状腺癌多为单个结节,可为圆形或椭圆形,部分结节形状不规则,质地坚硬,没有明显压痛,常黏附于周围组织,导致活动受限或固定。如果发生淋巴结转移,常伴有颈部中下部及胸锁乳突肌旁淋巴结肿大。一般来说,单个甲状腺结节比多发结节的可能性大,小的实质性结节比囊性结节的可能性大,男性比女性更容易发生甲状腺癌,但多发结节和囊性结节都不能排除甲状腺癌的可能性。家族性甲状腺髓样癌常为双侧肿块,伴压迫和疼痛。甲状腺癌较大时,可压迫、侵袭周围组织器官,常出现呼吸困难、吞咽困难、声音嘶哑等症状。发生远处转移时,可出现相应的临床症状。甲状腺髓样癌可能有类癌综合征的症状,如肠鸣音过度活跃、呼吸短促、面部和颈部突发性皮肤潮红、血压下降和心力衰竭。

三、辅助检查

(一)实验室检查

1.甲状腺功能测定

一般来说,应检测血清总甲状腺素(TT_4)、游离甲状腺素(FT_4)、总三碘甲状腺原氨酸(TT_3)、游离三碘甲状腺原氨酸(FT_3)、超敏促甲状腺激素(sTSH)。必要时,还应检测抗甲状腺球蛋白抗体(TgAb)、甲状腺过氧化物酶抗体(TPOAb)或甲状腺刺激性抗体(TSAb)。如果这些指标正常,一般不会考虑甲状腺功能异常。如果 sTSH<0.5 mU/L,而 FT_4(或 FT_3)正常或轻微升高,应考虑亚临床甲亢的可能性。甲状腺癌患者的甲状腺功能一般正常,少数可因肿瘤细胞能合成和分泌 T_3、T_4 而出现甲亢症状,轻者仅可使 TSH 降低而 FT_3、FT_4 升高。当肿瘤出血、坏死时,有时可出现一过性甲亢。

2.血清甲状腺球蛋白(Tg)测定

血清 Tg 测定主要用于判别高分化甲状腺癌的复发。当血液 TSH 很低时,通常不测量 Tg。使用重组人 TSH 后,Tg 分泌增加,血 Tg 通常升高 10 倍以上;在低分化肿瘤患者中,它升高不到 3 倍。然而,在高分化甲状腺癌患者的血清中存在 Tg 自身抗体,当用免疫化学法和放射免疫法(RIA)测量 Tg 时,可能会导致 Tg 的增加或减少,在分析结果时必须考虑到这一点。如果左甲状腺素($L-T_4$)治疗的甲状腺癌患者血清 Tg 正常或检测不到,提示复发的可能性小,5 年生存率高;如果血清 Tg 高于正常水平,表明肿瘤复发。

3.血清 C 肽测定及五肽促胃液素分泌试验

血清 C 肽升高是甲状腺髓样癌的特异性标志。甲状腺髓样癌患者在输注钙剂后,血清 C 肽进一步升高,而正常人则不升高。所以,血清 C 肽和钙输注激发试验可作为诊断该病的依据,也可作为筛查和追踪家族性甲状腺髓样癌患者家庭成员的方法之一。血清 C 肽还可用于筛查非家族性甲状腺髓样癌和甲状腺滤泡细胞增生症。所以,在甲状腺肿瘤的术前诊断中,血清 C 肽测定和五肽促胃液素分泌试验实际上已经成为继细针活检、B 超、放射性核素扫描等方法之后的又一种诊断方法。

(二)影像学诊断

1.超声检查

在甲状腺疾病的诊断中,高分辨率超声检查的作用主要有如下几个方面。

(1)测量甲状腺的容积及血液流量。超声成像比单光子发射计算机断层扫描(SPECT)、CT、MRI等有独特的优势,尤其是对血液流动的显示更为明显。

(2)正确认识结节的大小和部位,可以找到"意外结节",并能确定结节的位置和与周围组织的关系。

(3)在甲状腺癌的术前诊断及术后随访中,超声检查是一种非常重要的检查手段。在高分辨率超声成像系统中增加了一套立体定位技术,可以更好地提高超声的灵敏度和诊断效率。

2.核素扫描

用锝-99m作为示踪剂扫描甲状腺,能显示甲状腺肿物的大小、位置、形态、数量及功能状态,有利于甲状腺肿物的性质及异位甲状腺肿物的识别和定位。热结节和温结节多为良性甲状腺瘤,凉结节和冷结节提示无功能甲状腺癌、甲状腺囊肿伴出血性坏死或甲状腺癌。特别是男性患者,如果出现单个冷结节且边界不清,应高度怀疑是甲状腺癌。临床应用核扫描成像的另一个目的是确定甲状腺结节的功能。锝-99m具有较高的特异性和敏感性,不会引起碘性甲状腺功能亢进。恶性甲状腺病变全甲状腺切除手术后,甲状腺摄碘-131试验可用于确定有无病变的复发。如果血清Tg水平>10 ng/mL,甲状腺碘-131扫描可以用于确定有无复发或甲状腺外的转移。

3.甲状腺CT和MRI检查

(1)甲状腺区域CT扫描:可用于对肿瘤做分级。需要注意的是,如果在CT图像上发现钙化、供血增加、肿大、出血及任何多发淋巴结的形状不规则,或者在MRI图像上发现T_1和T_2信号强度为中低的结节(表明Tg过高),不论甲状腺是不是有病变,都应考虑甲状腺癌转移的可能性。

(2)甲状腺区域MRI检查:当重点是了解病变与邻近组织的关系时,MRI是首选。MRI能清晰地显示甲状腺的位置、大小,以及肿块与腺体及周围组织的关系。良性甲状腺肿瘤通常是界线清楚的局限肿块,具有长T_1和长T_2信号。甲状腺癌常表现为长T_1和不均匀长T_2异常肿块。肿块可向上或向下扩散,向左或向右浸润,常伴有颈部淋巴结肿大。

(三)细胞学检查

临床上,任何甲状腺结节患者都应考虑甲状腺癌的可能性。采用细(或粗)针穿刺和细胞学检查来鉴别甲状腺肿块的病理性质,是一种简单、容易操作、准确的方法。具体方法是在10 mL或25 mL注射器上选择22~27号针头,常规颈部消毒后,将针头插入甲状腺肿块做抽吸,也可将针头转移到多个不同角度做抽吸,抽吸标本涂片用于细胞学检查。目前这项技术被认为在区分甲状腺肿块的性质方面具有较高的灵敏度和特异性。但是受限于技术方面的因素、组织细胞类型不同等问题,仍然有少数的病例难以确诊。例如,区分良性和恶性滤泡细胞癌可能需要血管和肿瘤周围浸润的证据;所以,在没有病理组织学结果的情况下很难做出诊断,也可能出现假阳性或假阴性结果。然而,在大多数情况下,细针抽吸仍然是常规诊断方法。若细针穿刺失败或结果不确定,则改用粗针穿刺活检可以提高诊断率并筛查手术病例。通过抽吸获得的细胞也可以做细胞遗传学和分子生物学分析,以协助诊断。

四、诊断

甲状腺癌的诊断应综合考虑病史、临床表现和必要的辅助检查结果。

(1)甲状腺癌患者的主诉常为"颈部肿块"或"颈部结节"。病史询问时应特别注意肿块或结节的位置、时间和生长速度,是否在短时间内迅速扩大;是否伴有吞咽困难、声音嘶哑或呼吸困难;是否伴有潮红、心动过速和持续腹泻;是否因其他疾病而接受头颈部及上纵隔放射治疗及其结果,以及有无放射性碘治疗史,有无核辐射污染环境暴露史,有无重要辐射源和个人职业史及个人防护情况。髓样癌具有家族遗传倾向,家族中存在类似患者可能为诊断提供线索。

(2)检查时,肿瘤的边界不清,表面凹凸不平,质地较硬,活动度小或完全固定,颈部常能触及肿大的淋巴结。少数髓样癌为家族型,可能与肾上腺嗜铬细胞瘤和甲状旁腺瘤等内分泌系统新生物相关。

(3)有头部和颈部X线照射史。目前多数被诊断为未成年人甲状腺癌的患者都有头颈部放射治疗史。

(4)B超检查有利于诊断。放射性核素扫描,大多数甲状腺癌表现为冷结节。

(5)测定血清降钙素对早期诊断甲状腺髓样癌很重要。它是通过放射免疫法测定的。

(6)有多发性内分泌腺瘤病家族史者,常提示甲状腺髓样癌。

(7)孤立性甲状腺结节质硬、固定,或合并压迫症状。

(8)存在多年的甲状腺结节,突然快速生长。

(9)有侵犯、浸润邻近组织的证据,或扪到分散的肿大而坚实的淋巴结。

(10)甲状腺碘-131扫描、细胞学检查、颈部平片、间接喉镜检查等能明确诊断。

(11)诊断应采用冷冻切片或石蜡切片。

五、鉴别诊断

甲状腺癌需要与甲状腺肿瘤或囊肿及慢性甲状腺炎相鉴别。

(一)甲状腺肿瘤或囊肿

甲状腺肿瘤或囊肿为甲状腺一侧或两侧单发性或多发性结节,表面平滑,质地较软,无压痛,吞咽时移动度大。囊肿张力大,也可表现质硬。甲状腺放射性核素扫描、B型超声检查等能帮助诊断。鉴别困难时,可以穿刺做细胞学检查。

(二)慢性甲状腺炎

慢性甲状腺炎主要包括慢性淋巴性甲状腺炎和慢性纤维性甲状腺炎。慢性淋巴性甲状腺炎起病缓慢,甲状腺弥漫性肿大,质地坚韧而有弹性,如橡皮样,表面光滑,与周围正常组织没有粘连,可随吞咽动作移动,局部不红、不痛、不发热,能并发轻度甲减,晚期压迫症状明显。实验室检查显示血沉加快,肝功能絮状物阳性,血清蛋白电泳γ球蛋白升高,甲状腺扫描碘-131摄取率低而不均匀。慢性浸润性纤维性甲状腺炎,甲状腺逐渐肿大,质地异常坚硬,像岩石一样。其特点是侵犯甲状腺周围组织,甲状腺固定不动,吞咽时不能移动,还能压迫气管、食管,引起轻度呼吸困难或吞咽困难,但是一般不压迫喉返神经或颈交感神经节。晚期常伴有甲状腺功能减退。当难以鉴别时,可做穿刺细胞学检查。

六、治疗

(一)手术治疗

诊断或高度怀疑甲状腺癌的患者通常需要早期手术治疗。

1.术前准备

术前服用左甲状腺素(L-T_4)和做抑制性治疗能使手术更容易进行,还能抑制癌细胞的扩散。手术中应常规做病理检查,以进一步明确病变性质,确定手术方式。

2.甲状腺癌的手术方式和手术范围

一般标准程序是甲状腺次全切除,只留下 2~4 g 上叶组织,并清除所有可疑的淋巴结。术中应仔细探查颈部淋巴结,如累及颈部淋巴结,应做颈部淋巴结清扫术。依据甲状腺癌的组织类型及有无转移或浸润,手术后 1 个月可对残留或复发组织做放射性碘扫描和放射性碘治疗。放射性碘全身扫描能识别残留的甲状腺组织和颈部癌组织,以及远处转移。

(二)手术后治疗

1.手术后放射治疗或化学治疗的原则

肿瘤直径<1 cm 的低危复发患者无须做局部放射治疗,但肿瘤直径>1 cm 的低危复发患者和所有高危复发患者,手术后必须做放射治疗或给予治疗剂量的放射性碘。若肿瘤对碘的吸收能力较差,则应做体外放射治疗。甲状腺癌手术后,应常规使用左甲状腺素作为替代疗法,以维持甲状腺功能。如果肿瘤切除后仍保留有足够的甲状腺组织,一般建议加用左甲状腺素,目的是抑制促甲状腺激素分泌,防止肿瘤复发。不论哪种类型的甲状腺癌,手术后都应应用左甲状腺素,使血中 TSH 水平低于 0.1 mU/L,5 年后 TSH 水平能维持在 0.1~0.3 mU/L 的范围内。

2.手术后患者的病情变化

手术后患者的病情主要有三种变化类型。

(1)局部复发或远处转移。

(2)临床上有或无症状与体征。

(3)没有复发的临床症状和影像学依据,用 T_4 治疗或停止 T_4 治疗后 Tg 正常。

后两类患者均应积极应用左甲状腺素抑制 TSH 分泌,一旦确诊复发,应重新手术治疗或用放射性碘治疗。

3.手术后追踪的主要生化指标

其主要的生化指标是血清 TSH、Tg,一般每 3 个月到半年复查一次。必要时可定期做 B 超或 CT 检查,也可考虑全身放射性碘扫描。如果临床高度怀疑复发,而上述影像学检查结果为阴性,应该考虑做铊-201(^{201}Tl)或锝-99m(^{99m}Tc)扫描,或 ^{18}F-FDG-PET 或 ^{11}C-蛋氨酸-PET 扫描,以确定复发病灶的位置和范围。

4.放射性碘治疗

碘-131(^{131}I)扫描可以显示手术后残留的癌组织或远处转移。如果患者最初接受左甲状腺素替代治疗,停药 3 周后,患者的 TSH 水平升高。再过 14~21 天,当血清 TSH 升高至 50 mU/L 时,可给予 ^{131}I 5~10 mCi,72 小时后做全身扫描。近年来,人们转而使用重组人 TSH 刺激甲状腺,并使用正电子发射断层扫描来定位和跟踪转移灶,这是一种可靠且灵敏度高的方法。如果发现残留的甲状腺癌组织或转移灶,通常可以给予 ^{131}I 50~60 mCi;对于功能性转移灶,剂量加倍。一般 ^{131}I 的总量为 100~150 mCi。治疗 1 天后,可继续做 TSH 抑制治疗,使血清 TSH 降至 0.1 mU/L 以下或对促甲状腺激素释放激素(TRH)没有反应。左甲状腺素的用量一般为 300 μg。定期的 ^{131}I 扫描视患者的情况而定,以每半年一次为宜。若在之前的扫描中发现转移性病变,则应再次做

^{131}I全身扫描。对于先前^{131}I扫描显示甲状腺球蛋白低且没有转移的患者,不需要重复扫描,但可以在手术后1年重复扫描。当扫描显示复发时,再次进行^{131}I治疗,并使用比以前更大的剂量,但总治疗剂量不超过500 mCi。若扫描显示没有复发,则继续使用左甲状腺素进行治疗。治疗目的一方面是替代和维持甲状腺的正常功能,另一方面是抑制TSH的分泌。

(三)放射治疗

未分化癌有一定的放射敏感性,可以用放射治疗。乳头状癌、滤泡状癌和髓样癌一般不采用放射治疗。但当乳头状癌或滤泡状癌没有碘化功能,或髓样癌的C肽水平较高,复发癌、残留癌和骨转移癌难以切除时,也能采用体外放射治疗。

(四)化学治疗

甲状腺癌对化学治疗不敏感,能用于甲状腺癌的综合姑息治疗。环磷酰胺和阿霉素能用于晚期甲状腺癌或未分化癌。胰凝乳蛋白酶是一种法尼基蛋白转移酶抑制剂,常单独或与其他药物联合用于治疗未分化甲状腺癌。

单克隆抗体靶向治疗可能成为治疗甲状腺癌的新途径,近年来已开始做临床试验。生长抑制剂类似物和干扰素治疗甲状腺髓样癌已有尝试,有一定的效果,化学治疗药物与免疫调节剂联用能提高机体免疫力,增强抗癌的作用。

(五)经皮酒精注射治疗

经皮酒精注射主要用于治疗小到中度的实性结节。对于拒绝^{131}I治疗或手术治疗的良性结节,也能考虑采用这种疗法。酒精注射最好在B超引导下进行。找到结节内血管最丰富的区域后,用21~22号针头注射酒精。治疗前后应跟踪TSH、FT_1、FT_3和Tg。这种方法的治愈率较可观。酒精注射主要用于治疗无功能甲状腺结节、高功能结节和甲状腺腺瘤。甲状腺癌患者,尤其是有转移症状和局部压迫症状的患者,不适合首选酒精注射。

(六)对症治疗

当发生甲状腺癌后出现甲状旁腺功能减退时,可进行补钙和给予维生素D。当甲状腺髓样癌合并类癌综合征时,可给予赛庚啶以缓解症状。

七、预后

(一)甲状腺癌的预后因肿瘤性质和治疗方法而异

MACIS评分系统被认为是目前甲状腺乳头状癌最准确的评分系统,包括5个影响预后的因素:有无远处转移(M)、年龄(A)、是否完整切除(C)、是否侵犯甲状腺外组织(I)和肿瘤大小(S,cm)。也就是说MACIS评分=3.1(年龄<40岁)或0.08×年龄(年龄≥40岁)+0.3×肿瘤大小(cm,最大径线)+1(肿瘤未完全切除)+1(局部侵犯)+3(远处转移)。用该公式计算的20年生存率及相应的MACIS评分:MACIS评分<6者,20年生存率为99%;MACIS评分为6~6.99的患者,20年生存率为89%;MACIS评分为7~7.99的患者,20年生存率为56%;MACIS评分≥8的患者,20年生存率为24%。经过多年的验证,MACIS评分系统的预后判断已被绝大多数人所接受和应用。

(二)甲状腺癌的预后与肿瘤的组织类型相关

未分化癌恶性程度高,治疗多为姑息性治疗。乳头状癌的预后良好,通过近乎全甲状腺切除术、长期 TSH 抑制治疗和 ^{131}I 治疗转移灶,可以降低甲状腺癌的复发率,延长生存时间。手术后生存期通常为 10～20 年。与乳头状癌相比,滤泡状癌常转移至肺和骨,恶性程度更高,侵袭性更强,预后更差。所以,要对其做治疗。治疗应比乳头状癌更积极。除监测血清甲状腺球蛋白外,还应定期做 X 线随访。甲状腺髓样癌的恶性程度仅次于未分化癌,2/3 患者的生存期大概为 10 年。早期诊断、早期治疗的患者有望治愈。

第二节　急性甲状腺炎

急性甲状腺炎是一种急性甲状腺化脓性感染,由细菌或真菌感染引起。细菌或真菌经血液循环、淋巴通道或邻近化脓性病变扩散侵入甲状腺,引起急性化脓性炎症,导致甲状腺组织变性、渗液、坏死、增生等。因为甲状腺血流量极其丰富,淋巴反流良好,腹膜完整,甲状腺组织中的碘浓度高,对感染有很强的抵抗力,所以被感染形成甲状腺炎的概率不高。

一、病因

常见的致病菌有金黄色葡萄球菌、溶血性链球菌、肺炎链球菌、革兰氏阴性菌等。细菌可通过血液、淋巴、邻近组织和器官感染进入甲状腺。大多数患者继发于上呼吸道、口腔或颈部软组织的化脓性感染,如急性咽炎、化脓性扁桃体炎等。少数患者继发于败血症或开放性颈部创伤。营养不良的婴儿、糖尿病患者、年老体弱者或免疫力低下者是容易感染的人群。蝶窦瘘是未成年人急性甲状腺炎的主要病因。病毒感染很罕见。

二、病理

(一)肉眼所见

甲状腺或弥漫性或局限性肿大;如果发病前甲状腺正常,多为弥漫性;如果有预先存在的甲状腺腺瘤或结节,多为局限性。炎症可累及一侧或两侧甲状腺,有时仅局限于峡部。炎症的后期可能表现为局部脓肿。

(二)镜检

急性甲状腺炎的典型组织学改变是甲状腺内大量中性粒细胞浸润和组织坏死,呈现急性化脓性或非化脓性改变,化脓性炎症常见微脓肿形成,甲状腺滤泡破坏、血管化和充血,有时可以看见细菌菌落。

三、临床表现

急性甲状腺炎最常见于中年女性。咽痛、鼻塞、头痛和全身疼痛等症状通常在发病前 1～14 天出现。

(一)症状

突然发病,患者出现寒战、高热、出汗及全身不适,甲状腺疼痛,疼痛能向耳部、枕部、颈部扩展,吞咽时甲状腺疼痛加剧,疼痛能放射至面颊、耳部或枕部,如果有化脓性疼痛,能出现胀痛、跳痛。

严重者能出现声音嘶哑、呼吸急促、吞咽困难等症状,并有邻近器官或组织感染的征象。

(二)体征

体温能达到 38 ℃以上,急性发病时出现甲状腺肿大及局部的肿块,局部的皮肤发红、发热,甲状腺区域有明显的压痛,呈现红肿、发热、疼痛的典型炎症表现。脓液形成后,能出现局部的波动感。少数患者可能出现搏动性的肿块、心动过速等。

(三)并发症

1.甲状腺功能减退

腺体组织坏死和脓肿形成能导致甲减。它主要是由感染破坏腺体引起的,临床上可能会出现暂时性的甲状腺功能减退。

2.脓肿压迫症

压迫神经和气管的甲状腺脓肿能表现为声带麻痹、气管阻塞和局部交感神经功能障碍。

3.感染局部蔓延

甲状腺脓肿破裂后会穿孔并扩散到周围的组织和器官,从而导致颈内静脉血栓形成和气管穿孔。

4.感染全身扩散

感染通过血液在全身扩散,患者可能出现肺炎、纵隔炎、心包炎、败血症等。延误治疗往往会导致患者死亡。

5.急性甲状腺炎复发

反复发作的急性甲状腺炎多数是由持续性梨状窝-甲状腺瘘引起的,有的发生在甲状腺左叶,有的发生在右叶,还有的发生在双侧甲状腺。

四、相关辅助检查

(一)实验室检查

1.血常规

周围血白细胞计数、中性粒细胞计数上升。

2.血沉及 C-反应蛋白

血沉加快,C-反应蛋白升高。

3.甲状腺功能检查

急性甲状腺炎合并细菌感染患者甲状腺功能基本正常。然而,真菌感染患者的甲状腺功能大多较低,分枝杆菌感染患者的甲状腺激素水平往往较高。

4.细菌学检查

从局部甲状腺抽取脓液做细菌培养和革兰氏染色有利于确定感染的细菌。药敏试验有利于选择抗生素。

(二)甲状腺扫描

多数细菌感染患者和多数分枝杆菌感染患者能发现凉结节或冷结节。有甲状腺包块的部位有呈放射性分布的缺损。

(三)甲状腺 B 超检查

该检查能发现甲状腺单叶肿胀、脓肿的形成。

(四)影像学检查

1.X 线检查

X 线检查提示气管偏曲或受压,有时显示甲状腺和甲状腺周围组织中产气杆菌产生的游离气体。

2.CT 或 MRI 检查

其有利于纵隔脓肿的诊断。

五、治疗

对于急性甲状腺炎患者,由于感染、高热,甲状腺局部红、肿、热、痛,治疗以控制感染为主,甲状腺局部应该对症治疗,补液,补气。

(1)抗菌药物的应用:在局部甲状腺穿刺脓液细菌培养和药敏试验结果出来之前,首选广谱抗生素。抗生素通常用于治疗链球菌和葡萄球菌感染。轻度病例可使用口服抗生素,如氯唑西林、双氯西林或青霉素与 β-内酰胺酶抑制剂的联合用药。然而,大多数患者有高热和甲状腺局部红斑和热痛,这是更严重的,应静脉注射。通常使用青霉素和第二代头孢菌素;对青霉素过敏者可使用大环内酯类药物或氯霉素,有效抗生素至少使用两周。如伴有血流感染、败血症,宜联合使用两种抗菌药物,如红霉素或阿奇霉素等针对革兰氏阳性和革兰氏阴性菌的抗生素与第三代头孢菌素联合使用。严重者应结合细菌培养及药敏结果选择抗菌药物,及时有效控制感染,防止炎症进一步发展及脓肿形成,防止病情恶化。

(2)局部的处理:早期应冷敷,晚期应热敷。B 超或 CT 检查能发现局部脓肿,或发现游离气体,应及时切开引流,避免脓肿破入气管、食管和纵隔。如果有广泛的组织坏死或持续感染,则应做甲状腺切除术,清除坏死组织并开放伤口。

(3)营养支持性疗法:对于高热的感染性疾病,应补充大量的液体,并应输入糖、盐等液体。由于甲状腺部位疼痛,可能会影响患者的进食能力。依据患者每天的热量需求,如果不能通过进食获得能量,可以静脉补充。

(4)甲状腺激素的替代治疗:严重患者,如患广泛的急性甲状腺炎,或组织坏死导致暂时或长期甲状腺功能减退,应做甲状腺激素替代治疗。如左甲状腺素每日口服 25~50 μg,并依据甲状腺功能进行剂量调整。

六、预后

本病的预后比较良好,可自然缓解。部分患者病情缓解后,数月内能再次或多次复发,反复发作并不常见,但在临床中可能会遇到,但是最终甲状腺功能会恢复正常。但局部甲状腺不适能持续数月。一般在病后数周或数月内,多数患者甲状腺功能指标能恢复正常,但滤泡储碘功能恢复较慢,能长达 1 年以后临床完全缓解。永久性甲状腺功能减退的发生率低于 10%,极少数患者能发展为慢性淋巴细胞性甲状腺炎或毒性弥漫性甲状腺肿。

第三节 亚急性甲状腺炎

亚急性甲状腺炎又称亚急性肉芽肿性甲状腺炎、非感染性甲状腺炎、巨细胞性甲状腺炎、迁移性甲状腺炎和 De Quervain 甲状腺炎。该病的特点是因季节或病毒流行引起人群发病。这种疾病是自限性的,是最常见的疼痛性甲状腺疾病。

一、病因与发病机制

其病因还没有完全阐明,一般认为与病毒感染有关。这种疾病在 $HLA-BW35$ 基因阳性的女性中更常见。患者通常在发病前 1~3 周有上呼吸道感染史,发病率往往随季节的变化而变化,具有一定的流行性。患者血液中有病毒抗体,最常见的是柯萨奇病毒抗体,其次是腺病毒抗体、流感病毒抗体和腮腺炎病毒抗体。尽管有报道称腮腺炎病毒是从亚急性甲状腺炎患者的甲状腺组织中分离出来的,但是没有确切的证据表明亚急性甲状腺炎的病因是病毒。另外,中国人和日本人的亚急性甲状腺炎与 $HLA-BW35$ 基因相关,提示对病毒易感有遗传因素,但是也有与 $HLA-BW35$ 基因没有关系的患者。有人认为该病是一种自身免疫性疾病。据相关报道,亚急性甲状腺炎患者中有一部分人血液循环中存在直接针对促甲状腺激素受体的抗体、甲状腺过氧化物酶抗体和甲状腺球蛋白抗体,这些多克隆抗体可能是病毒感染导致甲状腺滤泡破坏后释放抗原的继发性抗体。

二、病理改变

甲状腺通常两侧增大,但不对称且坚硬。切片上仍可见清晰的胶层,散在灰色病灶中。显微镜下,甲状腺滤泡被肉芽肿所取代,肉芽肿中含有大量慢性炎症细胞、组织细胞和吞噬胶体颗粒的巨细胞。这种病变与结核结节相似,因此被称为肉芽肿性或巨细胞性甲状腺炎。

(1)肉眼可见甲状腺呈凹凸不平的结节状,轻度至中度的肿大,实性,类似橡胶。切片上的病变呈苍白或淡黄色,能看见坏死或瘢痕,通常和周围的组织粘连。

(2)光镜下的病变呈局灶性分布,范围大小不一,发展不一致,部分滤泡破坏,胶体外溢,形成类似结核结节的肉芽肿,大量的中性粒细胞浸润,嗜酸性粒细胞、淋巴细胞、浆细胞数量不等,能形成微小脓肿,伴异物巨噬细胞反应,但是没有干酪样的坏死。巨噬细胞在恢复期消失,滤泡的上皮细胞再生,间质纤维化,瘢痕形成。

三、临床表现

该病多见于中年女性,发病是有季节性的,夏季是发病的高峰期。发病时常见上呼吸道感染的症状。典型的发病期能分为三个阶段:甲状腺功能亢进的早期、甲状腺功能减退的中期、恢复期。

(1)早期:该病早期发病迅速,症状为上呼吸道感染、发热,并伴有寒战、发冷、疲劳和食欲减退。最典型的表现是甲状腺疼痛和压痛。疼痛常放射到下颌下区域、耳后或颈部,并因咀嚼和吞咽而加重。甲状腺病变的范围各不相同,从一个肺叶开始,后来扩展或转移到另一个肺叶,或总是局限于一个肺叶。病变变大,变硬,有明显的压痛。当病变广泛时,囊泡内的甲状腺激素和碘化蛋白在短时间内大量释放到血液中,所以,除了一般的感染表现外,还可能伴有甲亢的常见表现,如惊恐发作、出汗过多等,但是通常不超过两周。

(2)中期:当甲状腺激素的储备功能因感染破坏而耗竭,甲状腺实质细胞得不到修复时,血清甲状腺激素浓度可降低至甲减水平,临床上能转变为甲状腺功能减退症。临床上,本病患者大多不会出现甲减,在出现甲亢后,直接从过渡期进入恢复期。

(3)恢复期:该期症状逐渐改善,甲状腺肿和结节逐渐消失,许多患者留下小结节,以后慢慢吸收。如果治疗及时,大多数患者可以完全康复,只有极少数患者病情进展为永久性甲状腺功能减退。

轻度或不典型患者,没有明显发热或低热,甲状腺略肿大,有轻微疼痛和压痛,全身症状较轻,可能没有甲状腺功能亢进或甲状腺功能减退的临床症状。病程从几周到半年以上不等,一般为2~3个月,所以此病称为亚急性甲状腺炎。病情缓解后可能复发。

四、实验室及相关的辅助检查

(1)血沉明显增快,血白细胞计数一般正常或轻度、中度增高。

(2)甲状腺功能:在亚急性甲状腺炎早期,血清 TT_3、TT_4、FT_3、FT_4 可能会升高,而 TSH 可能会降低。部分患者的抗甲状腺球蛋白抗体(TgAb)和 TPOAb 可能呈阳性。在后期,由于甲状腺组织遭到破坏,少数患者的血清甲状腺激素水平会降低,TSH 会升高。

(3)甲状腺对碘的吸收明显减少,早期血清甲状腺激素水平升高,表现出"脱离"现象。甲状腺核素扫描显示甲状腺有不均匀或稀疏的放射区,或甲状腺不可见。

(4)彩色多普勒超声检查:在急性期,肿大的甲状腺组织中的血流量没有增加,超声检查显示低回声区。在恢复期,超声检查显示等回声区,血流略有增加。

(5)甲状腺细针穿刺及细胞学检查:特征性多核巨细胞或肉芽肿样改变。细针穿刺细胞学检查(FNAC 检查)不作为诊断该病的常规检查。

五、诊断与鉴别诊断

(一)诊断

患者发热伴有上呼吸道感染史,短期内出现甲状腺疼痛,体检显示甲状腺肿大,或伴有单发或多发结节,触之硬结,有明显压痛,能初步诊断为本病。实验室检查早期红细胞沉降率增快,血白细胞计数正常或增高。血 T_3、T_4、FT_3、FT_4 能增高,TSH 能降低,甲状腺摄碘率能降至 10% 以下。甲状腺扫描显示甲状腺区域稀疏或没有放射线,这对本病的诊断具有重要意义。血清甲状腺免疫球蛋白最初也可能升高,其恢复正常的时间晚于甲状腺激素。超声检查是诊断和判断疾病活动期的良好方法。超声成像通常会在触痛部位显示低密度病变。细胞穿刺或组织活检可显示巨核细胞的存在。

(二)鉴别诊断

诊断亚急性甲状腺炎要与以下疾病鉴别。

(1)甲状腺囊肿或腺瘤性结节急性出血:用力活动后突然出现甲状腺疼痛,短时间内甲状腺出现肿大,检查显示甲状腺不均匀肿大,局部有肿块和波动感,有的还伴有压痛感。血沉正常,血常规正常,甲状腺功能正常,甲状腺超声显示肿块内的液体暗区。

(2)慢性淋巴细胞性甲状腺炎:多数人有多年甲状腺肿大病史,甲状腺肿大,质地坚韧或坚硬,呈橡皮样,没有压痛;老年人在病程中出现结节性肿胀。急性发病时能伴有甲状腺疼痛和压痛。但多数腺体广泛受累,甲状腺功能正常或减退,血清TgAb、TMA(甲状腺微粒体抗体)和TPOAb大多升高。在病程中,老年人可能会逐渐出现甲状腺功能减退。

(3)Graves病:亚急性甲状腺炎伴有甲亢表现时,需要与Graves病相鉴别。Graves病时甲状腺多呈弥漫性肿大,没有压痛。甲状腺激素水平升高,甲状腺摄碘率也升高。

(4)急性化脓性甲状腺炎:可见身体其他部位有脓毒病灶,甲状腺的邻近组织存在明显的感染反应,白细胞计数明显升高,并有发热。急性化脓性甲状腺炎的放射性碘摄取功能仍然存在。

六、治疗

亚急性甲状腺炎属于自限性疾病,一般预后是良好的。对该病没有特殊的治疗,主要治疗包括两方面:减轻局部症状和针对甲状腺功能异常进行治疗。一般来说,大多数患者对症处理即可。

(1)轻症患者无须特殊处理,可适当休息,可应用非甾体抗炎药,如阿司匹林、吲哚美辛、布洛芬等,疗程一般不超过14天。

(2)全身症状严重、甲状腺肿大、触痛及非甾体抗炎药治疗没有效果的患者采用糖皮质激素治疗,能迅速缓解疼痛,减轻甲亢症状。一般最初给予泼尼松每天20~40 mg,分2~3次服用,1周后依据病情改善情况逐渐减量至停药,总疗程为6~8周。停药后,部分患者出现反复,再次用药仍有效;减量过快、过早停药能使病情反复。非甾体抗炎药也能联合使用,不仅能消除疼痛,还能减少疾病复发。治疗期间监测红细胞沉降率的变化可以指导用药。糖皮质激素并不影响疾病的自然进程,如果糖皮质激素停药后用量过多、过快,反而会加重病情。也有研究认为,如果连续使用糖皮质激素,可以使患者在放射性碘摄取率恢复正常之前一直没有症状,有可能避免复发。

(3)由于甲状腺机能亢进是一过性的疾病,甲状腺碘摄取率低,所以不适合放射性碘治疗。硫脲素能破坏甲状腺激素的合成,但亚急性甲状腺炎时血液中甲状腺激素的过量是由于被破坏的卵泡释放T_4和T_3,而不是由于合成和分泌增加导致的,大多数患者不需要抗甲状腺药物。如果患者心率快,可以服用小剂量的心得安来缓解症状。少数有明显甲亢症状和明显高代谢综合征的患者,可给予小剂量抗甲状腺药物如丙硫氧嘧啶(每天100~150 mg)或甲巯咪唑(每天10~15 mg)治疗症状,但疗程应短,并及时监测甲状腺功能,防止甲减的发生。甲减发病多为暂时性的,症状一般较轻,无须使用甲状腺激素替代治疗,除非患者甲减症状明显,TSH升高,能使用甲状腺制剂,如左甲状腺素每天50~100 μg,以防止TSH升高导致病情再次加重。对于更严重的病例,能在一段时间内补充甲状腺激素。少数患者可能会发展为永久性甲状腺功能减退症,需要长期服用甲状腺素替代治疗。据相关报道,中药对该病的急性期有较好的治疗效果。

七、预后及预防

本病的预后良好,能自然缓解。部分患者病情缓解后,数月内会再次或多次复发,反复发作并不常见,但临床中可能会遇到,最终甲状腺功能可恢复正常。局部甲状腺不适可持续数月。一般在病后数周或数月后,多数患者甲状腺功能指标恢复正常,但是滤泡储碘功能恢复较慢,能长达1年以后临床完全缓解。永久性甲减的发生率低于10%。增强机体抵抗力,避免感冒、上呼吸道感染、咽炎等细菌或病毒感染,对预防本病的发生具有重要意义。

第四节 单纯性甲状腺肿

单纯性甲状腺肿是一种非炎性和非肿瘤性甲状腺肿，与临床甲状腺功能异常没有关系。单纯性甲状腺肿的患病率约为5%，可由多种因素引起。常见的外源性因素包括缺碘、服用引起甲状腺肿的某些药物；常见的内源性因素包括未成年人先天性甲状腺激素合成障碍以及相关酶缺陷。依据疾病的流行程度可将其分为三类。①地方性甲状腺肿：以缺碘为主，局部分布。它流行于远离海洋的山区和高海拔地区，是一种世界各地都有的地方病，在我国分布于西南、西北和华北。②散发性甲状腺肿：主要由先天性甲状腺激素合成障碍或致甲状腺肿物质所致，分布于全国各地。③高碘甲状腺肿：长期摄入超过生理需要的高碘水或高碘食物所致。

单纯性甲状腺肿能发生于任何年龄，但是青少年发病率较高，女性多于男性，男女比例为1：(1.5~3)。

一、病因

(一)缺碘

碘缺乏是地方性甲状腺肿最常见的原因，在我国主要分布于西南、西北和华北。这主要是由于土壤、水和食物中的碘含量较低，特别是在生长发育、妊娠和哺乳期间，不能满足人体对碘的需要，从而影响甲状腺激素的合成。

(二)致甲状腺肿大物质

某些物质会阻碍甲状腺激素的合成，从而引起甲状腺肿大，被称为致甲状腺肿大物质。常见的有硫氰酸盐、丁氮酮等。用于治疗甲亢的硫脲类药物，如果剂量过大，常会过度抑制甲状腺激素合成而引起甲状腺肿。长期服用含碘药物会阻碍甲状腺内有机碘的合成，能引起甲状腺肿大。木薯中含有氰化物，在肠道内分解形成硫氰酸盐，抑制甲状腺对碘的摄取，导致甲状腺肿大。由该物质引起的甲状腺肿大常为散发性，也可为地方性或加重地方性甲状腺肿。

(三)高碘

地方性甲状腺肿在自然界富含碘的地区也很普遍，主要是由于过量的碘摄入阻止了甲状腺中有机碘的形成，并导致促甲状腺激素释放激素分泌增加和甲状腺肿产生。该病被称为地方性高碘性甲状腺肿。

(四)先天性甲状腺激素合成障碍

甲状腺激素的生物合成过程包括以下几个步骤：将碘运输到甲状腺内，碘与甲状腺球蛋白中的酪氨酸结合，碘酪氨酸偶联，甲状腺球蛋白水解释放碘酪氨酸和甲状腺激素，碘酪氨酸在甲状腺内脱碘再利用，甲状腺激素释放到血液中。在上述过程中，可因某些特殊酶缺陷引起甲状腺激素合成障碍，迄今已知至少有5种不同的酶缺陷能导致促甲状腺激素分泌亢进，引起甲状腺肿大。部分患者由于酶缺陷，甲状腺功能可通过组织肥大代偿，所以临床上仅有甲状腺肿大，甲状腺功能仍正常；另一部分患者由于甲状腺增生肥大，甲状腺激素分泌不足，不能满足生理需要，同时出现甲状腺肿大和甲状腺功能减退。

(1)碘化物运输酶缺陷：在这些患者中，甲状腺难以将碘从血浆中浓缩出来，而且碘不能通过唾液和胃液运输,只能通过甲状腺。在给予放射性碘示踪剂 2 小时后,正常人唾液碘浓度与血浆碘浓度的比值为 10～100,而单纯性甲状腺肿患者的比值为 1。这种缺陷的病因还不清楚,可能是由于缺乏碘进入甲状腺细胞所需的能量,或甲状腺细胞中碘受体或载体异常。

(2)过氧化物酶缺陷:在这些患者中,碘可以被转运到甲状腺中,但由于缺乏过氧化物酶,碘无法与人甲状腺球蛋白酪氨酸结合形成有机复合物。放射性碘可以在甲状腺中迅速积累,但由于甲状腺中的碘不是有机结合而是游离的,所以在服用高氯酸钾或硫氰酸钾后,碘可以迅速从甲状腺中释放出来。当血浆中的碘逐渐从尿液中排出时,甲状腺中的碘又会立即回到血浆中。这些患者在服用放射性碘后碘吸收率很高,但 24 小时后碘吸收率却很低。甲状腺碘含量明显降低,没有形成含碘有机复合物,血清蛋白结合碘浓度也很低。给予示踪剂量放射性碘 2 小时后,1 g 高氯酸钾或硫氰酸钾能将患者甲状腺中的游离碘释放到血浆中,如果 2 小时后释放的碘超过 20%,则检测呈阳性。

(3)碘化酪氨酸偶联缺陷:在这种缺陷中,碘化酪氨酸不能浓缩成具有激素活性的碘化促甲状腺素。甲状腺中碘化酪氨酸含量高,碘化促甲状腺素含量低,甲状腺球蛋白中单碘化酪氨酸和二碘化酪氨酸含量高,血浆甲状腺激素水平低。这种缺陷与偶联过程中酶的缺乏或甲状腺球蛋白的结构异常相关,这些异常不利于碘化酪氨酸偶联。

(4)去卤化酶缺陷:在这种缺陷中,碘一旦结合成单碘酪氨酸或二碘酪氨酸,就无法再利用。脱碘缺陷是由于缺乏脱卤酶,所以单碘酪氨酸和二碘酪氨酸直接从甲状腺释放到血液中,并通过尿液排出体外,导致内源性碘丢失、临床甲状腺肿和甲状腺功能减退。这些患者可以通过测定血浆和尿液中的放射性碘标记的酪氨酸进行诊断。

(5)异常碘化蛋白质的形成和释放:当正常人的血清酸化到很低的 pH 时,正丁醇就会提取出血清中所有的碘。在该缺陷患者的血清中,正丁醇仅提取出部分血清碘,其余部分是一种异常的有机复合物。与甲状腺球蛋白不同,它没有代谢作用,也不抑制 TSH 的产生或释放。这种碘蛋白主要含有单碘酪氨酸和二碘酪氨酸,但不含甲状腺素和三碘甲状腺原氨酸。本病的基本缺陷不明确。它可能是甲状腺球蛋白分子结构改变,甲状腺蛋白水解酶异常,导致碘化但未成熟的甲状腺球蛋白被释放到血液循环中,也可能是正常甲状腺球蛋白的产生不足,有时其他蛋白质在进入甲状腺时被碘化。

(五)肾脏碘清除率增高

肾脏碘清除率增高的原因很多,通常受到内分泌激素和代谢因素的影响。青春期和妊娠期碘清除率增高,导致碘丢失过多,使机体处于相对缺碘状态,诱发单纯性甲状腺肿。碘清除率增高可能是家族性的,患者通常伴有皮质功能亢进症状。阿狄森氏病和垂体功能减退会降低碘清除率,而促性腺激素和雄激素对碘清除率的影响很小。

二、发病机制

(1)甲状腺合成、分泌甲状腺激素减少:传统观点认为,不同病因的甲状腺肿有一个共同的发病机制,即一种或几种因素导致甲状腺合成和分泌甲状腺激素减少,随后 TSH 分泌增加,高水平的 TSH 刺激甲状腺生长和甲状腺激素合成,最终甲状腺激素分泌速度恢复正常,患者代谢水平正常,但甲状腺肿大。当病情严重时,包括 TSH 分泌增加在内的代偿反应仍不能使分泌的甲状腺激素适应生理需要时,患者能同时出现甲状腺肿和甲状腺功能减退。所以,单纯性甲状腺肿与甲状腺功能减退症只是程度不同,在发病机制上不能完全分开,单纯性甲状腺肿的具体病因可能与甲状腺功能减退症共同存在,也可能与甲状腺功能减退症分开存在。与这种观点相反,大多数单纯性甲状腺肿患者的血清促甲状腺激素水平并没有升高。然而,在给予一定剂量的甲状腺激素抑制剂后,甲状腺肿会缩小。这一事实表明,促甲状腺激素在甲状腺肿的发展和维持中起着一定的作用。对这一悖论有三种解释。第一种可能的机制是,如果存在阻碍甲状腺利用碘的因素,那么即使促甲状腺激素水平正常,甲状腺肿也会在其刺激下逐渐发展。支持这一观点的动物实验是通过切除大鼠的垂体,观察甲状腺重量对标准剂量外源性促甲状腺激素的反应。结果显示,实验前碘缺乏的甲状腺在服用促甲状腺激素后明显增生。第二种可能是血清促甲状腺激素浓度仅有轻微升高,而现在使用的放射免疫测定法很难检测到这种情况。第三种假设是,当检测患者血清促甲状腺激素时,甲状腺肿已经形成,原来引起甲状腺肿的刺激——高浓度的促甲状腺激素已经不存在,此时已降至正常的促甲状腺激素可以维持甲状腺肿。

(2)甲状腺生长免疫球蛋白:近年来,对单纯性甲状腺肿的发病机制提出了新的观点,认为在一些患者中可能存在"甲状腺生长免疫球蛋白",其对甲状腺生长具有类似 TSH 的刺激作用,但对甲状腺功能不具有促 TSH 或促甲状腺激素受体抗体(TRAb)的作用。所以,患者没有甲状腺功能亢进。单纯性甲状腺肿患者及其亲属易发生自身免疫性疾病。另外,甲状腺次全切除术后甲状腺肿容易复发。然而,支持这一观点的信息很少,需要进一步的研究来证实。

单纯性甲状腺肿早期为弥漫性甲状腺肿,后期变为多发性结节性甲状腺肿。多发性结节性甲状腺肿在解剖和功能上具有异质性,往往发生在功能自主的区域。现在,关于多发性结节性甲状腺肿的发病机制主要有两种观点。一种观点认为,长期的促甲状腺激素刺激或高刺激与康复的反复循环导致了多发性结节性甲状腺肿的发生,同时也导致了一些增生区域的功能自主化。局部出血、坏死、纤维化和钙化加剧了结构和功能的异质性。另一种观点主要基于多发性结节性甲状腺肿的放射自显像和临床研究结果,认为甲状腺解剖和功能上的不均一性的基础,后来由于长期刺激而变得更加明显。多发性结节性甲状腺存在自主功能亢进区,当患者接受碘负荷时,易发生甲状腺毒症。所以,单纯性多发性结节性甲状腺肿患者应避免使用含碘药物;在放射检查需要使用含碘造影剂时,应进行密切观察,甚至建议给予抗甲状腺药物以防止甲状腺功能亢进的发展。

三、病理改变

早期由于甲状腺激素合成和分泌减少,促甲状腺激素分泌增加,刺激甲状腺滤泡上皮增生,甲状腺对称性肿大,表面光滑。切片能见结节、出血、纤维化或钙化。镜下可见滤泡上皮轻度或高度增生,上皮细胞呈低柱形、圆形或类圆形滤泡样排列。由于胶质堆积,滤泡腔高度扩张,称为胶质性甲状腺肿或单纯性甲状腺肿。结节性甲状腺肿是由于长期反复增生和内陷形成的。肉眼和显微镜下可以看到直径从几毫米到几厘米不等的结节,结节之间散布着正常的甲状腺组织。结节表面有时可见明显的纤维组织包膜。结节的结构高度不一致,滤泡为实心或富含胶体,滤泡上皮短而立方。部分上皮增生形成乳头状突起,延伸至滤泡腔,间质结缔组织增生,透明变性和钙盐沉积,淋巴细胞浸润也可见,有时能见新鲜或旧出血坏死引起的组织改变,胆固醇结晶沉积,巨噬细胞和异物巨噬细胞浸润。

四、临床表现

单纯性甲状腺肿多见于女性,通常发生在青春期和妊娠期。少数的男孩和女孩在12岁前患有单纯性甲状腺肿。普通人群的发病率较低。

(一)症状

单纯性甲状腺肿患者往往在早期没有任何症状,但偶然被家人或同事发现,或在体检时发现甲状腺肿大。病程较长的患者,随着病情的发展,甲状腺可逐渐变大,发展到严重肿大时,可引起压迫症状。气管受压可引起咳嗽、呼吸困难、吞咽困难、声音嘶哑;压迫血管造成回血阻塞可出现面部淤青、水肿、颈部及胸部浅静脉扩张。患者也可能头晕甚至晕厥,但这种情况很少见。

(二)体征

甲状腺一般呈弥漫性轻中度肿大,质地柔软,早期没有结节,数年后可出现大小不等、质地不一的结节,多数没有血管杂音,少数能闻及血管杂音。有数年单纯性甲状腺肿病史的患者,甲状腺肿常不对称,表面凹凸不平,呈分叶或结节状。结节多发,边界往往不清。当甲状腺肿变大时,会导致食管和(或)气管受压和移位。胸腔入口狭窄会影响头部、颈部和上肢的静脉回流,造成静脉充血,当患者上臂抬起时,充血会加重。

(三)并发症

甲状腺内出血能引起伴有疼痛的急性甲状腺肿,常引起或加重阻塞和压迫症状。单纯性甲状腺肿多年后可发生一个或多个结节性甲状腺肿,导致甲状腺功能亢进或甲状腺功能减退。结节性甲状腺肿的另一个并发症是癌症。如果甲状腺肿的一部分突然变大变硬,患者因喉返神经受压而出现声音嘶哑,或者甲状腺旁有肿大的淋巴结,则应排除甲状腺癌的可能性。

五、辅助检查

(1)甲状腺激素及抗体的测定:甲状腺功能检查一般正常,部分患者的 TT_4 低于正常或略有下降,但 T_3/T_4 比值往往升高,这可能是患者甲状腺球蛋白碘化缺陷所致。弥漫性甲状腺肿患者的血清促甲状腺激素(TSH)和促甲状腺激素兴奋试验正常,甲状腺激素抑制试验呈阳性。在病程较长的单纯性多结节性甲状腺肿患者中,功能自主性趋势可能表现为基础促甲状腺激素水平降低,或在促甲状腺激素兴奋试验中促甲状腺激素反应降低或消失。有些患者的甲状腺激素抑制试验不会受到抑制。老年人在病程中也可能出现甲状腺激素水平降低。抗甲状腺球蛋白抗体和抗微粒体抗体均为阴性。大多数单纯性甲状腺肿患者的血清甲状腺球蛋白(Tg)水平升高,升高程度与甲状腺肿的体积呈正相关。

(2)甲状腺的摄碘率:放射性碘摄取率通常正常,但部分患者由于轻度碘缺乏或甲状腺激素生物合成有缺陷,甲状腺碘摄取率增加,但峰值不提前,可能被 T_3 抑制,但当甲状腺结节具有自主功能时,则不受其抑制。

(3)甲状腺B超检查:这种检查显示甲状腺弥漫性肿大,部分血流丰富。随着病情的发展,可能会出现结节。

(4)甲状腺核素成像:甲状腺放射性核素显像显示甲状腺弥漫性肿大,放射性分布均匀。结节性甲状腺肿,放射性分布不均匀,可见热结节或冷结节。

六、诊断

(一)初步诊断

依据甲状腺肿的特点及实验室检查和影像学检查,基本上可以确定诊断。

(1)在非地方性甲状腺肿区,如果甲状腺肿没有明显的症状,应首先考虑散发性甲状腺肿。

(2)血清 T_3、T_4 水平正常,TSH 水平正常或略低,TSH 对促甲状腺激素兴奋试验反应正常或减弱。为明确是否伴有功能亢进或甲状腺激素缺乏或碘缺乏,还可做左甲状腺素抑制试验。TRAb 和 TPOAb 呈阴性。

(3)放射性碘摄取速率通常正常,少数患者能出现 ^{131}I 摄取速率升高,但峰值不前移。

(4)影像学检查显示甲状腺弥漫性肿大,结节性患者的质地往往不均匀。

(二)病因诊断

确诊甲状腺肿大后,还要依据病史、临床检查等特点,明确甲状腺肿大的病因。如果长期服用抑制甲状腺激素合成的药物,则考虑为药物性甲状腺肿。青春期、妊娠期、哺乳期患者及外伤、慢性消耗性疾病等引起的甲状腺肿大患者,往往具有明显的生理、病理特征。对于某些导致甲状腺肿大的代谢缺陷,还需要进一步的实验室检查来确认。

七、鉴别诊断

(1)慢性淋巴细胞性甲状腺炎:也称为桥本病,表现为甲状腺弥漫性肿大,但质地坚硬,甲状腺过氧化物酶和球蛋白抗体检测常明显增加,提示自身免疫性甲状腺炎。特别是未成年人,当抗甲状腺球蛋白抗体和抗微粒体抗体阳性时,应考虑慢性淋巴细胞性甲状腺炎。

(2)甲状腺癌:甲状腺癌患者甲状腺肿大,质韧或硬,表面不光滑,有结节,结节活动度差,周围可有肿大淋巴结。B超显示多发不规则结节,甲状腺扫描能显示冷结节,血清甲状腺球蛋白、降钙素能增高,甲状腺针吸活检有利于诊断。

(3)亚急性甲状腺炎:大多数情况下,自身免疫反应是在病毒或细菌感染后引发的。患者可出现发热、喉咙痛,以及甲状腺肿大、质地坚硬、明显压痛。甲状腺功能可能升高,而甲状腺扫描显示甲状腺区域可视性差,碘摄取减少,这是亚急性甲状腺炎诊断的重要依据。亚急性甲状腺炎患者血沉快,合并感染时可出现白细胞计数增高。

(4)结节性甲状腺肿:病史一般较长,甲状腺呈结节性肿大,能发生甲亢,也能发生甲减。随着单纯性甲状腺肿时间的延长,发展到一个以上结节阶段时,能出现自主功能的病变,部分患者可由临床甲状腺功能正常逐渐发展为甲亢。

(5)Graves病:单纯性甲状腺肿弥漫性肿大期与 Graves 病或桥本病的甲状腺特征相似。单纯性甲状腺肿如果未处于甲状腺毒症期,且缺乏眼部表现,易出现 TRAb 升高,则难以与 Graves 病鉴别。

八、治疗

(一)内科治疗

大多数单纯性甲状腺肿患者没有明确的病因,但不论病因如何,其共同机制都是甲状腺激素合成减少,所以甲状腺激素是最有效的药物治疗方法。治疗前必须测定 TSH 基础水平或做 TRH 激发试验,只有在血清 TSH 浓度没有降低或 TSH 对 TRH 反应良好的情况下,才能使用甲状腺激素治疗。单纯性弥漫性甲状腺肿的年轻患者血清促甲状腺激素水平多正常或轻微升高,这是甲状腺激素治疗的指征。常用左甲状腺素治疗,依据病情选择剂量,如每天 50~100 μg,能取得较好效果,使甲状腺逐渐缩小。持续时间较长且血清基础 TSH 浓度<0.5 mIU/L 的多发性结节性甲状腺肿患者应做 TRH 兴奋性试验。如果 TSH 反应降低或无,表明甲状腺具有自主神经功能,不适合甲状腺激素治疗。使用甲状腺激素替代疗法时,给予的剂量不应将 TSH 浓度降低到与甲状腺毒症患者相似的水平,即略低于完全抑制 TSH 的剂量。患有早期单纯性弥漫性甲状腺肿的年轻患者每天能服用 50~100 μg 左甲状腺素。对于老年患者,每天 50 μg 左甲状腺素足以将 TSH 抑制到适当的程度。对于病因明确的患者,应针对病因进行治疗。如缺碘或使用致甲状腺肿物质,应补碘或停用致甲状腺肿物质,甲状腺肿自然消失。单纯性甲状腺肿患者补碘应慎重,没有明确缺碘证据者补碘不仅没有效果,还可能引起甲亢。早期小的弥漫性增生性甲状腺肿反应良好,3 个月至半年即能消退或消失。晚期大的多发性结节性甲状腺肿,滤泡细胞自主生长比例高,药物反应差,只有大概 1/3 的患者腺体体积明显缩小;其余 2/3 的患者,抑制性治疗阻止了腺体的进一步生长。结节间组织的退变比结节本身的退变更常见。所以,在治疗期间,结节可能会显得更加突出。甲状腺恢复到最大程度后,抑制性药物能减少到最小剂量,并维持较长时间或有时停止使用。甲状腺肿可能缩小或复发,这是难以预测的。如果复发,抑制治疗应重新开始,没有期限。甲状腺功能正常的多发性结节性甲状腺肿患者应至少每年复查一次甲状腺功能,并依据需要做完整的体格检查和影像学检查。

(二)放射性[131]I 治疗

对于血清 TSH 浓度减少、甲状腺激素水平偏高的单纯性甲状腺肿可给予小剂量放射性碘治疗。治疗前除测定甲状腺的[131]I 摄取率外,还应做甲状腺扫描,以估计甲状腺的功能情况,有放射性[131]I 治疗适应证者才可以进行治疗。单纯性甲状腺肿一般无须快速治疗,可采取小剂量放射性碘治疗。由于患者多为老年人,所以应警惕放射性碘所引起的甲状腺激素急剧释放这一少见但可能发生的治疗并发症。如患者有冠心病等不能耐受一时性甲亢的疾病,可于放射性碘治疗前先给予抗甲状腺药物。

(三)外科治疗

对单纯性甲状腺肿做手术治疗没有任何生理依据,一般也不应做手术治疗,因为部分切除甲状腺会进一步限制甲状腺分泌相应激素的能力。但是,如果出现压迫阻塞症状,且甲状腺激素治疗没有效果,则应考虑手术治疗。当一些患者出现肿瘤征象时,应做相应的检查,怀疑恶变时才是手术指征。手术后应给予甲状腺激素替代治疗。左甲状腺素的替代剂量大概为每天 1.8 μg/kg,以抑制再生性增生和进一步的甲状腺肿。

九、预防

预防是降低单纯性甲状腺肿发病率的根本。多年来,我国一直在推广加碘盐的使用,以降低缺碘地区甲状腺肿的发病率。碘补充导致碘缺乏性甲状腺肿的发病率显著降低。在少数患者中,甲状腺肿是由高碘引起的,在明确疾病原因后可以更好地预防。如因缺碘所致,特别是在青春期、孕期、哺乳期等碘的生理需要量增加时,应注意补碘,多吃海带、马齿苋等含碘食物,以防止这些时期发生甲状腺肿。此外,服用药物时应避免影响甲状腺对碘的吸收。

第四章 乳腺疾病

第一节 急性乳腺炎

急性乳腺炎是指乳腺的急性化脓性感染,是产乳期的常见病,也是产后发热的原因之一。它最常见于哺乳期女性,尤其是初产妇,通常发生在产后的 1~3 个月。

一、病因病理

(一)细菌入侵

该病致病菌是金黄色葡萄球菌,少数是链球菌。细菌由乳头的皮肤破裂处或乳晕皲裂处进入,沿淋巴导管蔓延至乳腺小叶间及乳腺小叶的脂肪和纤维组织中,造成乳腺的急性化脓性蜂窝织炎。亦有少数病例患有产后身体的其他部位感染,细菌扩散到乳腺,通过血液循环导致疾病的发生。

(二)乳汁淤积

乳汁有利于入侵菌的繁殖,造成乳汁淤积的原因有:①乳头过小或内陷及产前未及时纠正,使婴儿吸吮困难,甚至不能哺乳。②乳汁过多,排空不完全,产妇不了解乳汁的分泌情况,多余的乳汁不能及时排出而潴留在乳腺内。③乳腺管阻塞使乳汁不易排出,如乳腺管本身有炎症、肿瘤、外力压迫等都会影响正常哺乳。

(三)乳头皲裂

分娩后,母亲未掌握正确的母乳喂养技巧,或婴儿吸吮不正常,或在乳头上过多使用肥皂或乙醇干燥剂等刺激物,以及婴儿口腔运动功能障碍等引起乳头皲裂,使细菌沿乳头裂口侵入,并通过淋巴管到达皮下和乳腺小叶间组织而形成感染。当乳头皲裂时,哺乳是痛苦的,乳汁不能完全吸出,导致乳汁停滞,为入侵细菌的繁殖创造了有利条件。

二、发病机制

乳汁淤积和细菌入侵是导致急性乳腺炎的两个重要因素。有部分正常产妇的乳汁中含有金黄色葡萄球菌和白色葡萄球菌,但是它们不会引起疾病。产妇容易患急性乳腺炎,其乳汁中含有较多脱落的上皮细胞和组织碎片,导致乳腺管发生淤堵。乳腺管阻塞能降低乳腺组织的活力,加之乳汁的分解产物淤积,更有利于细菌的生长繁殖,成为细菌良好的培养基。有学者报道,哺乳后用吸奶器吸奶的发病概率比哺乳后不吸奶的发病概率低。急性乳腺炎的发病经历乳腺管炎、乳腺炎、乳房炎三个阶段。细菌侵入乳腺管,上至小叶,停留在积滞的乳汁中生长繁殖,导致乳腺管的急性炎症,继而扩散至乳腺实质,形成实质性的乳腺炎;这种细菌还可以沿着淋巴管从皲裂的乳头上皮破裂处进入乳腺间质,引起间质性的乳腺炎;在疾病治疗不及时或治疗不当后,炎症扩散到乳腺实质外的脂肪和纤维组织。这一阶段若不治疗,或治疗不当,炎症会向乳腺实质外的脂肪和纤维组织扩散,引起急性乳腺炎继而有不同大小的感染灶坏死、液化、融合,形成乳腺脓肿;如果脓肿突破到乳房后间隙疏松的结缔组织,就会形成乳房后腔脓肿。病理检查显示乳腺有肿大,皮肤发红,切口处有时能看见脓腔,为单室或多室。镜下,乳腺组织能看见大的中性粒细胞浸润,伴脓肿形成,有时炎症仅累及邻近的一个或几个小叶。

三、临床症状

(1)发热、寒战:开始时会出现发热,体温超过38.5 ℃,甚至高达39 ℃。白细胞计数明显升高。

(2)乳腺肿胀、疼痛:外观有不清晰的肿块,局部皮肤充血和发红或没有变色,乳汁积滞或排出不良。触诊体表皮肤发热,疼痛加重,可伴有腋窝淋巴结肿大和压痛。

(3)脓肿:肿块的疼痛加重,触痛部位可有波动感。脓肿可为一个或数个,部位深浅不一,脓肿破溃后,脓液可从破口或乳头排出。少数患者可形成脓瘘、乳瘘,破溃的时间较长。

四、检查

(1)乳房检查:观察乳腺发育情况,双乳是否对称,大小是否相近,双乳是否在同一水平,乳头是否内缩、内凹;乳头、乳晕有无囊泡,乳房皮肤颜色如何,有无水肿、脂肪团,有无红肿等炎症表现,乳腺区域有无浅表静脉怒张。

(2)血常规检查:白细胞计数和中性粒细胞数增加,伴有败血症,白细胞计数通常为1.5×10^{10}/L,中性粒细胞比例常达0.8或以上。

(3)细菌学检查:
①脓液涂片:取脓液涂片,通常显示革兰氏阳性球菌,也可做抗酸染色,以帮助确定致病菌。②脓液培养及药敏试验:指导临床选用合适的抗生素。③血液细菌培养:当急性乳腺炎并发败血症的时候,一般应该隔天抽血一次,做细菌的培养,直到呈现阴性。抽血的时间最好选择在预计出现寒战和高热之前,这样做可以提高阳性率。对与菌血症临床症状十分相似、血培养多次阴性的患者,要考虑厌氧菌感染的可能,需要抽血做厌氧菌培养。

(4)局部穿刺抽脓:对乳房深部脓肿,炎症明显而没有见波动者,应穿刺抽脓。

(5)钼靶X线检查:乳房皮肤肿胀、增厚,间质阴影增生、扭曲,血管阴影增多明显。

(6)B超检查:炎症肿块的边界不清楚,内部的回声增厚、增强,光点不均匀;乳汁潴留,是没有回声的小暗区;脓肿形成的时候,声像显示内部有不均匀的液性暗区,边缘较为模糊,肿块局部有增厚,有时有分层的现象,脓肿后方回声增强。

五、诊断

(一)病史

询问患者是否发生在妊娠期或哺乳期,是否为初产妇,发病前有无乳头皲裂或乳汁淤堵,了解局部和全身症状发生的时间、过程,了解过去是否得过乳腺脓肿。

(二)体检

注意乳头有无皲裂、凹陷,乳房有无肿大,皮肤有无急性炎症表现、脓窦;检查乳房硬块及压痛的部位、范围,有无波动感,腋窝淋巴结有无肿大、有无压痛。

(三)全身情况

测量体温,检测白细胞计数,注意患者一般营养状况及有无其他慢性疾病。

（四）特殊检查

怀疑有乳房深部脓肿的时候，可以做B超检查，协助诊断、定位，也可以做诊断性穿刺。

六、治疗

（一）物理疗法

物理疗法用于乳腺炎的早期治疗，促进炎症消退或限制炎症。

1.冷敷治疗

冷敷能促使局部的皮肤温度降低，毛细血管的渗出减少，周围神经的传导冲动减慢，具有镇痛、消肿、抑制炎症扩散、减少乳汁分泌的作用，冷敷的时间越早效果就越好。

（1）冷敷的时机：在急性炎症早期，在炎症还没有被控制的48小时内进行，48小时后应该做热敷。

（2）冷敷的方法：打碎冰块后，用冷水冲去边角，放入冰袋，用棉布包裹好冰袋，放在局部硬结的部位3~4小时，冷敷后局部的皮肤能复温，如果局部皮肤感觉麻木，不能耐受，应该改为时间短的冷敷，冬季可以采用冷敷的方法。

（3）冷敷需注意的问题：在冷敷的同时可以多喝水，使乳汁变稀，减少积滞，有利于排出乳汁，以起到引流、冲洗的作用，促进炎症消退，注意防止局部皮肤冻伤。

2.热敷治疗

急性乳腺炎发病3天后，局部的病灶出现浸润和渗出的变化。这时，热敷能增加局部组织的血流量，促进白细胞的趋化，提高白细胞的吞噬功能，促进炎性渗出物的吸收、局限和液化。

（1）热敷的时机：患病24小时或48小时后炎症已经局限。

（2）热敷的方法：热敷时，用50℃左右的温热敷布敷于红肿部位，并用纱布垫覆盖保温，每次20分钟左右，每天3次，水肿明显的患者可用25％的硫酸镁湿热敷。

3.红外线、紫外线照射

红外线热量穿透力强，能到达乳腺组织较深处，效果优于湿热敷；紫外线的光化学作用具有很强的抗炎和镇痛作用。

4.乳房按摩

乳房按摩是利用挤压的作用来排空乳腺管，促进淤积的消散，适用于乳腺管的闭塞、乳汁淤积或乳腺小叶炎症早期的患者。局部水肿很明显，伴有发热或已形成脓肿的患者禁用这种方法。

（1）手法按摩：五指并拢，用两手小鱼际相交，握住乳房的底部，沿着乳腺管，向乳头部位轻柔地按摩2分钟。然后用手掌从硬结的外缘向乳头方向慢慢推，轻轻地挤压，反复按摩大概10分钟，就可以逐渐将滞乳挤出来了。按摩前做好局部的热敷，效果会更好。

（2）梳背按摩：乳房患处涂抹少量油脂，减少对乳房皮肤的刺激，避免皮肤的损伤。用热木梳背从乳房的根部开始，经患处反复推至乳头处，使淤堵的乳腺管逐渐由内而外扩张，促使乳汁排出。这样，患者就能在短时间内康复。

（3）按摩的注意事项：为了减少按摩引起的炎症和败血症的扩散，必须在全身应用抗生素的前提下做按摩。为了减轻按摩时的疼痛，应该先在瘀伤周围的组织注射0.5%~1%的利多卡因20~40 mL，等待5分钟后再做按摩。当乳腺小叶及周围组织已经出现轻度的炎症时，可在局部麻醉下加青霉素400 U,注射后10分钟再做按摩。治疗的过程中,可使用温硼酸溶液清洗乳头,并涂上青霉素或磺胺软膏,然后用纱布覆盖,以保护乳头。

5.乳房承托

其目的是减少乳房的运动,减轻乳房的疼痛,有胸罩支撑、布或三角巾支撑等类型。

(二)抗生素的应用

1.全身治疗

该治疗首选青霉素,依据症状,剂量可调整为每日3次肌内注射80万U或静脉注射800万U。

2.抗生素的局部封闭

(1)局部可使用20 mL含有100万U青霉素的生理盐水做封闭治疗。

(2)用0.25%的普鲁卡因60～80 mL,加青霉素80万～160万U,在炎症区域上方约3 cm的健康皮下组织处做水平"一"字型闭合,范围应大于炎症区直径,每天或隔天闭合一次,或注射到乳房疏松组织后。这种治疗有消炎、消肿、止痛的作用,还能使乳房组织处于松弛状态,有利于排乳。注射时一定要注意避开炎症部位,以免注射后因局部压力增加而导致炎症扩散。

(三)手术治疗

1.激光打孔

确定脓肿位置后,在脓肿波动最明显的部位打孔吸脓,然后将抗生素推入脓腔,这种方法创伤较小,患者容易接受,也避免了换药的痛苦。

2.脓肿的切开引流

(1)麻醉:浅表脓肿常采用局部麻醉,深部脓肿或乳房后脓肿首选静脉麻醉。用长针注射器从乳房基底缘的上、下、外侧至乳房背面穿刺;0.5%的普鲁卡因做扇形浸润;然后在乳房基底缘周围做皮下浸润,总量为100 mL,穿刺时针头应与胸壁平行,以免刺穿胸膜,如切口部位麻醉不完全,能沿切口线做皮内皮下浸润。如果脓肿范围较小,也能在炎症周围正常组织做皮内、皮下浸润,采用菱形浸润麻醉,沿切口皮内、皮下浸润。

(2)脓腔穿刺:切口前穿刺脓腔更为重要,尤其是对于深部的脓肿。穿刺点选在脓肿最明显、最柔软的部位,抽取少量脓液做涂片或细菌培养。抽出脓液后,暂时不要拔出针头,以针头为导向切开脓肿。

(3)切开脓肿:依据脓肿的不同部位做不同方向的切口,但切口的长度应与脓肿腔底的大小基本一致。如果皮肤切口小,会影响引流;当皮肤切口太大的时候,会导致伤口的愈合延迟。对于位于乳腺腺叶之间的脓肿,切口应沿乳腺管方向呈放射状,不应该切入乳晕。腺叶间脓肿由多个脓腔组成,切开皮肤和皮下组织后,用血管钳插入脓腔将其打开,再用指示器探查脓腔,分离脓腔间隔,使其成为一个脓腔做引流。同时,也了解了脓肿的范围和大小,必要时做对口引流。对于位于乳晕下的脓肿,为了防止损伤乳晕下的皮脂腺,应该沿乳晕的边缘做弧形切口。皮下切开,用血管钳插入脓腔撑开,深度不宜过深,以免切断乳腺的导管,造成乳瘘。对于位于乳房后方的脓肿或乳房周围的脓肿,可以在乳房周围做弧形切口,经乳房后间隙引流,避免损伤乳腺的导管,造成乳瘘,便于引流。

(4)引流脓液:逐层切开皮肤、皮下组织,结扎出血点、深层组织,可用中弯钳沿针头钝性分离入脓腔,见脓后即可拔出针,然后用手指插入脓腔,检测脓腔的大小并打开脓腔的间隔,以便引流。在一些脓腔较大的脓肿中,有时切开后仍引流不通畅,在探查脓腔时,可在脓腔的最低位再做一个切口,钝性分离乳腺组织,使两个切口创腔相交通,即对口引流;做对口切开时要注意切口较深部分要与皮肤切口大小相近,防止皮肤切口过大而切口较深部分较小,难以充分地引流。

(5)放置脓腔引流物:切口切开后,用干纱布或吸引器清除脓腔内的脓液,或用生理盐水冲洗,再用干纱布自脓腔底部向切口处折叠放入脓腔,应稍紧。干纱布引流,有利于止血和吸收脓液,扩大创道,比凡士林纱布或生理盐水纱布优越。

(6)换药:切开引流后2~3天第一次换药。换药时可以先用盐水浸泡纱布引流条,然后轻轻地拔出。使用生理盐水棉球或生理盐水纱布擦干分泌物。使用生理盐水纱布引流,一是便于引流,二是便于肉芽新生,有利于吸附脓苔和坏死的组织,对伤口刺激小,较凡士林纱布为佳。引流条放置应稍松,过紧会影响排液效果和肉芽的生长。引流条应放置在脓腔底部,防止残余脓肿的产生。同时,应该记录引流条放置的数目,取出时应仔细检查,以免遗留影响伤口愈合。

(7)乳腺管损伤的补救:手术中一旦误将输乳管切断,可做缝合和结扎,以防止乳瘘的发生。

(四)脓腔的冲洗

穿刺脓腔,抽出脓液,再注射无菌生理盐水或抗生素稀释生理盐水,然后抽离丢弃,再次注射生理盐水,使脓液及坏死组织被冲洗抽出,促进脓腔肉芽的生长,减少毒素的吸收,促进脓腔的早期愈合。患者的痛苦较小,对乳腺组织的损伤较小,不影响乳汁的分泌,且能避免因切开排脓而形成的瘢痕甚至乳房变形。清洗脓腔的同时还可结合中药来治疗。

1.适应证

(1)局限性炎症、脓肿形成、全身中毒症状不明显者。

(2)慢性炎症患者;没有隔膜的孤立性脓肿患者。

(3)对麻醉剂有过敏反应,或者不能做全身麻醉的患者。

2.工具

一个20 mL的注射器,两个6号针头,一个16号采血针头,0.5%或1%的普鲁卡因注射液及生理盐水等。

3.操作

在脓腔中心进行常规消毒,用0.5%的普鲁卡因做局部麻醉,在脓腔壁较厚处进行穿刺。穿刺后通常注射无菌生理盐水,但是若脓腔周围的炎症浸润很明显,可将青霉素80万~120万U用生理盐水10~20 mL稀释,再加入1%的普鲁卡因溶液1~2 mL,注入冲洗后的脓腔内。冲洗后每天注射一次青霉素,不可再全身使用抗生素。

第二节 乳腺导管扩张症

乳腺导管扩张症是临床上常见的一种乳腺导管疾病,是一种主要表现为乳腺导管高度扩张,导管内充满脂肪性的分泌物并从管腔渗出,刺激导管周围的组织,引起各种炎症细胞浸润的严重炎症反应。

一、病因病理

(一)病因

1.导管排泄障碍

若先天性乳头畸形、内陷、不洁或外来毛发、纤维等引起乳孔淤堵,会引起导管发育异常,乳腺结构不良,导致上皮增生、炎性损伤等,进而导致导管变窄、中断或闭塞,分泌物在导管内积聚引起导管扩张。部分中老年女性,由于卵巢发育不全,乳腺导管会出现退行性改变,导管壁疏松,肌肉上皮细胞的收缩力降低,使导管内的分泌物积聚,导管管腔扩张,引起此病。

2.异常激素刺激

有学者发现,患者血液中性激素水平异常,排卵前期血液中雌二醇和黄体生成素水平低于正常,而催乳素水平高于正常。性激素的异常刺激能诱发导管上皮分泌异常,导管明显扩张。一般来说,单纯存在阻塞,没有异常激素刺激促进上皮分泌,不会发生导管扩张。导管排泄不畅往往是从溢乳期发展到肿块期的主要原因。

3.感染

有学者认为,该病伴有厌氧菌感染或乳晕部感染,侵入皮下,波及乳腺管,穿透乳腺管后形成瘘管。或在导管阻塞的基础上,导管内大量堆积脱落上皮细胞和脂质样分泌物,并从管壁逸出,分解产生化学物质,引起周围组织的化学性刺激和抗原反应,从而发生以浆细胞为主的炎症。

(二)病理

1.肉眼所见

在乳头和乳晕区可见扭曲和扩张的乳腺导管,一般为3~4条,能同时累及10多条乳腺导管。扩张的乳腺导管直径可达5 mm以上,且扩张不局限于乳腺导管,可从初级乳腺导管向远端乳腺导管高度扩张。乳腺管管壁增厚、粗糙、充血;乳腺管内充满黄色糊状物和大量絮状分泌物,有时第2、3乳腺管的分支常被分泌物或炎性纤维封闭。管腔内可见炎性纤维素带架桥样结构,小部分可见管壁出血和糜烂。最常见的是一条乳腺导管,但是有时也会出现数条甚至全部乳腺导管。病变的乳腺管可能会相互粘连,形成直径约5 cm的没有边界的实性肿块。

2.镜下所见

乳腺管不同程度扩张,壁内及壁周纤维组织增生,壁明显增厚。虽然壁增厚,但衬壁的上皮细胞不但没有增殖的现象,反而变得萎缩、变薄,呈单层立方或扁平上皮,并有坏死脱落。管腔内充满脂质,HE染色显示粉红色颗粒。扩张导管周围可见大量浆细胞浸润,亦可见淋巴细胞及少量中性粒细胞,偶尔可见巨噬细胞。

二、临床表现

依据病理的变化和病程,临床表现可分为三期。

(一)急性期

早期症状不明显,可有自发性或间歇性乳头溢液,只是在挤压时有分泌物溢出,溢液为棕黄色或血性脓性分泌物,这种症状可持续数年。随着疾病的发展,乳腺管中的脂性分泌物分解,刺激、侵蚀导管壁并渗出至导管处乳腺间质后,引起急性炎症反应。此时乳晕内皮肤红、肿、热、痛,腋窝淋巴结肿大、压痛,全身会有寒战、高热等表现。这种急性炎症症状很快就会消退。

(二)亚急性期

在这一阶段,急性炎症已经消退,在原有炎症变化的基础上,出现反应性纤维组织的增生。乳晕部位出现肿块,伴有轻微的疼痛和触痛。肿块的边缘不清,类似乳腺的脓肿,肿块大小不一。穿刺肿物常可抽出脓汁。有时肿块会自然破溃,形成脓瘘,脓肿破溃或切开后长期不愈合,或愈合后又形成新的小脓肿,使炎症持续发展。

(三)慢性期

病情反复发作后可出现一个或多个边界不清的硬结节,多位于乳晕范围内,质地较为坚硬,与周围组织粘连固着,与皮肤粘连则局部皮肤出现橘皮样改变,乳头内缩,严重的患者可出现乳腺变形。可见浆液性或血性溢液。腋窝淋巴结可扪及。临床上有时候很难与乳腺癌区分。这一阶段疾病的持续时间从几个月到几年,甚至是更长。

上述临床表现并不是所有患者都能依据发展模式出现,即首发症状不一定是乳头溢液或急性炎症,也可能是乳晕下的肿块,慢性期可能出现经久不愈的乳晕旁瘘管。

三、检查

(一)实验室检查

(1)肿物针吸细胞学检查:这种检查通常可以抽出脓液;显微镜检查可以看到中性粒细胞、坏死细胞,以及大量浆细胞、淋巴细胞和细胞残核。

(2)组织病理学:肿块切除后的病理检查是诊断最可靠的依据。标本显示扩张的导管内充满黄褐色、奶油状或豆腐渣样黏稠物。导管周围可有纤维组织增生和透明变性。镜下可见扩张的管壁,管上皮细胞萎缩、变薄,脱落的上皮细胞和脂质样物质填充并阻塞管腔,部分管壁破坏。管周组织内浸润大量浆细胞、组织细胞、中性粒细胞和淋巴细胞。

(二)其他辅助检查

(1)X线造影检查:导管腔呈中度至高度不规则扩张,走行迂曲,管壁光滑、完整、连续,少数呈囊状或纺锤状扩张。扩大的管腔内没有占位征象,造影剂均匀充满管腔,可与乳腺癌相鉴别。

(2)B超检查:导管中度至高度扩张,粗细不均,走行迂曲。少数可呈囊状或梭状扩张,管腔中心可见碎片形成的回声影。

四、诊断

该病的诊断主要依靠详细的病史。医生了解患者的临床过程,考虑其发病年龄,结合以下几点往往可以做出正确的诊断。

(1)此病最常见于40岁以上的非哺乳期或绝经期女性,通常有泌乳障碍史。病变常局限于一侧乳腺,但也可同时累及两侧乳腺。

(2)乳头溢液有时是该病的首发症状,也是唯一的症状。可以看到单孔或多孔分泌物,其性质可能是浆液性或血性。乳房多处受压,能使乳头分泌物溢出。病变常累及多数乳腺导管,也可占据一半以上的乳晕。乳头溢液常常是间歇性的,时有时无。

(3)有时乳房肿块是首发症状,肿块位于乳晕深处,边缘不清,早期肿块即与皮肤粘连,与乳癌很相似。

(4)如果肿块已成脓,常伴有同侧腋窝淋巴结肿大,但质地柔软,有触痛,肿大的淋巴结能随病情进展而逐渐消退。

(5)由于乳腺管壁和管周区域的纤维组织增生和炎症反应,乳腺管短缩,牵拉乳头回缩。有时因局部皮肤水肿,而出现"橘皮样"变化。

(6)X线乳腺导管造影能清晰地显示扩张的导管、囊肿,有助于了解病变的范围。

(7)肿物的针吸细胞学检查常能抽出脓液或发现中性粒细胞、坏死细胞及大量浆细胞、淋巴细胞和细胞残留物,对本病的诊断和鉴别诊断很有帮助。肿瘤切除后的病理检查是最可靠的诊断依据。

五、治疗

外科手术是治疗乳腺导管扩张症的主要方法。

(1)明确诊断的早期导管扩张,特别是有明显炎症改变的时候,应该切除扩张的导管区域,以免在形成脓肿或窦道时给治疗带来困难。

(2)在中晚期,乳晕下形成肿块,应该切除扩张导管。依据相关学者的经验,在切除肿瘤的同时,必须切除相应扩张的乳腺导管,包括乳头内扩张的乳腺导管,以避免复发。如果扩张的乳腺导管不止1条,可将整个乳腺导管切除。同时应该矫正乳头内陷,使其外凸,这是避免并发感染、减少复发的一个重要环节。

(3)乳晕或其他象限内复发性脓肿进入窦道形成晚期乳腺导管扩张症,高频超声或窦道造影能准确定位小脓肿及窦道,并以此为基础设计合理的切口,在保留乳房的同时做根治性脓肿及窦道切除。虽然单纯的乳房切除术是复发性脓肿或窦道的手术选择,但是现在大多数女性很难接受乳房切除术,因为她们更关心生活质量和人体的完美。

(4)在导管扩张的早期阶段,要将扩张后的导管剪开、冲洗、清洁并关闭。

第五章 肝胆外科

第一节 肝硬化

一、概述

肝硬化是一种由多种原因引起的慢性、弥漫性肝病,主要表现为大量的肝细胞坏死,并出现弥漫性的纤维组织增生,形成新的结节、假滤泡,严重影响肝小叶正常的血液供应。

二、病因

导致肝硬化的原因很多,在中国主要是病毒性肝炎,在欧美国家主要以慢性酒精中毒为主。

(1)病毒性肝炎:乙型、丙型和丁型肝炎病毒感染是肝硬化的主要原因,肝硬化通常在慢性肝炎阶段发展。急性或亚急性肝炎伴广泛肝细胞坏死和纤维化能直接发展为肝硬化,乙型和丙型或丁型肝炎病毒的重叠感染能加速发展为肝硬化。病毒性甲型和戊型肝炎不会发展为肝硬化。

(2)慢性酒精中毒:这一原因在中国约占15%,且近年来呈上升趋势。长期大量饮酒,乙醇及其代谢产物的毒性作用能导致酒精性肝炎,进而发展为肝硬化。

(3)胆汁淤积:当持续存在肝内淤积或肝外胆管阻塞时,高浓度的胆汁酸和胆红素能损伤肝细胞,引起原发性胆汁性肝硬化或继发性胆汁性肝硬化。

(4)肝静脉回流受阻:慢性充血性心力衰竭、缩窄性心包炎、肝静脉阻塞综合征和肝静脉闭塞疾病引起慢性肝充血和缺氧。

(5)遗传性代谢性疾病:先天性酶缺陷会导致某些无法正常代谢的物质沉积在肝脏中,如肝细胞变性、血色病等。

(6)工业毒物或药物:长期暴露于四氯化碳、磷、砷等或服用双醋酚丁、甲基多巴、异烟肼等能引起中毒性或药物性肝炎,并发展为肝硬化;长期使用甲氨蝶呤能引起肝纤维化,并能发展为肝硬化。

(7)自身免疫性肝炎:可发展为肝硬化。

(8)血吸虫病:沉积在汇管区的虫卵引起纤维组织增生,导致门静脉高压。但是由于再生的结节并不是很明显,严格来说应该称为"血吸虫病肝纤维化"。

三、分类分型

依据病因,肝硬化可分为肝炎后肝硬化、酒精性肝硬化、血吸虫病肝硬化、胆汁淤积性肝硬化、心源性肝硬化和其他原因引起的肝硬化。依据病程,肝硬化通常分为代偿期和失代偿期。

四、临床症状

(一)代偿期(一般属 Child-Pugh A 级)

肝炎的临床症状可能出现在代偿期,也可能是隐性发病。可有轻度乏力、腹胀、肝脾轻度肿大、轻度黄疸,以及肝掌、蜘蛛痣等症状,一般属 Child-Pugh A 级。

(二)失代偿期(一般属 Child-Pugh B、C 级)

失代偿期有肝功能损害和门静脉高压症,具体表现如下。

(1)全身症状表现:主要表现为乏力、消瘦、面色晦暗、尿少、下肢水肿。

(2)消化道症状:表现为食欲减退、腹胀、胃肠功能紊乱,甚至出现吸收不良综合征、肝性糖尿病,可出现多尿、多食等症状。

(3)出血倾向及贫血:表现为牙龈出血、鼻衄、紫癜及贫血。

(4)内分泌障碍:表现为蜘蛛痣、肝掌、皮肤色素沉着、女性月经失调、男性乳房发育、腮腺肿大。

(5)低蛋白血症:表现为双下肢水肿、少尿、腹腔积液、肝源性胸腔积液。

(6)门静脉高压:表现为脾大、脾功能亢进、门脉侧支循环建立、食管-胃底静脉曲张、腹壁静脉曲张。

五、辅助检查

(一)实验室检查

1.血常规检查

早期比较正常,之后会有不同程度的贫血。有感染时白细胞会增加,但由于合并脾功能亢进,有必要将白细胞水平与自身过去的水平做比较。脾功能亢进时白细胞、红细胞和血小板计数减少。

2.尿常规检查

正常情况下,尿常规正常,伴有黄疸,可能存在胆红素和尿胆红素原增高。

3.粪常规检查

胃肠道出血时可能会出现黑便,门静脉高压性胃病引起慢性出血时粪便隐血试验呈阳性。

4.肝功能检查

代偿期肝酶多为正常或轻度异常,失代偿期普遍出现异常,且异常程度往往与肝脏储备功能减退程度相关。

(1)血清酶学检查:转氨酶一般轻度至中度升高,尤其是谷草转氨酶(ALT)升高,谷丙转氨酶(AST)升高在肝细胞严重坏死时更为明显。γ-谷氨酰转移酶和碱性磷酸酶也可能轻度至中度升高。

(2)蛋白代谢检查:血清白蛋白(A)降低,球蛋白(G)升高,A/G 倒置,血清蛋白电泳显示以 γ-球蛋白升高为主。

六、诊断标准

(一)病因学诊断

有明确的慢性病毒性肝炎病史和(或)肝炎后肝硬化血清病毒标志物阳性;血吸虫病肝硬化有明确的血吸虫病感染史或接触疫水史;酒精性肝硬化有长期大量饮酒史。在原发性胆汁性肝硬化中,除谷氨酰转移酶外,大部分的抗线粒体抗体呈阳性。肝静脉回流受阻,如肝静脉阻塞,可通过影像学检查确定。心源性肝硬化有心脏病史,如缩窄性心包炎、右心功能障碍、持续性全身循环充血等。药物性肝硬化患者有长期使用损害肝脏药物史。自身免疫性肝硬化的自身抗体呈阳性。遗传代谢性肝硬化,如肝细胞变性,其角膜 K-F 环和血清脑磷脂明显降低,α_1-抗胰蛋白酶缺乏可通过血清 α_1-AT 水平确定。血色素沉着性肝硬化伴铁超载的病因诊断可通过检查血清转铁蛋白和转铁蛋白饱和度来实现。

(二)肝硬化分期诊断

1.代偿期诊断

症状轻微,有疲劳、食欲减退或腹胀和上腹部隐痛等症状。以上症状多出现在劳累或伴发疾病时,经休息和治疗后缓解,肝功能正常或轻度异常,肝功能分类一般为 Child-Pugh A 级。影像学、生化或血清学均有肝细胞合成功能障碍或门静脉高压症的证据。组织学与肝硬化诊断一致,没有严重并发症,如食管-胃底静脉曲张破裂出血、腹腔积液或肝性脑病。

2.失代偿期诊断

当血清白蛋白低于 35 μmol/L,ALT、AST 升高的时候,通常就会达到 Child-Pugh B、C 级。这是一种非常典型的失代偿症状,可以表现为皮肤黏膜黄疸、蜘蛛膜痣、胸腹腔积液、食管-胃底静脉曲张、消化道出血、肝性脑病、自发性腹膜炎等。

七、并发症

(一)食管-胃底静脉曲张破裂出血

如果患者呕吐物中有血,便中有血,或出现休克,可能是因为上消化道出血。在止血、血压平稳的情况下,急诊胃镜可以确定出血的位置和病因,以确定是否为食管-胃底静脉曲张破裂出血。根据患者的病因,采取相对应的治疗方法。

(二)感染

有发热的肝硬化患者必须明确有无感染及感染部位和病原体。需要拍胸片,进行痰培养、血液培养,如果发现有腹腔积液,应行腹腔积液检查。

(三)肝肾综合征

持续性腹膜积液患者常表现为少尿、无尿、氮质血症、低钠血症等症状,并被认为有肝肾综合征。

(四)原发性肝癌

原发性肝癌是发生于肝细胞或肝内胆管细胞的恶性肿瘤,其中绝大多数为肝细胞癌。在这类患者中,乙型肝炎、丙型肝炎及肝硬化合并肝癌的发生率最高。

(五)肝性脑病

门静脉高压患者发生肝性脑病主要是由于肝细胞衰竭,毒性代谢产物无法被清除,进而对脑产生毒性作用。门静脉高压会导致肝门静脉血流分流,使一部分血不经过肝细胞,或因肝实质细胞功能严重受损,导致有毒物质不能被代谢,经侧支进入体循环,导致中枢代谢紊乱,主要表现为意识障碍。上消化道出血、电解质紊乱、高蛋白饮食等都是其发生的原因。

(六)肝肺综合征

它是严重肝病、肺血管扩张、低氧血症的三联征。

八、鉴别诊断

(一)慢性肝炎

早期肝硬化与慢性肝炎的临床症状非常相似,且鉴别难度较大,要在病理检查的基础上来明确诊断。

(二)原发性肝癌

患者表现为肝大和肝痛,甲胎蛋白是原发性肝细胞癌的特异性血清学标志物。超声、CT、MRI检查均能明确显示实质占位性病变。

(三)特发性门静脉高压

特发性门静脉高压是一种原因不明的门静脉高压症,很少伴有肝硬化,主要表现为反复上消化道出血和脾功能亢进。

(四)结核性腹膜炎

结核性腹膜炎应注意以下几个方面的问题。

(1)年轻、中年患者均有肺结核病史,并有其他脏器结核病灶。

(2)有长时间原因不明的低热,伴随腹痛、腹胀、腹腔积液、腹部包块,腹壁富有弹性。

(3)腹腔积液内有大量的渗出物,主要是淋巴细胞,常规培养均为阴性。

(4)影像学表现为腹膜粘连、肠结核、肠瘘等。

(五)弥漫性腹膜恶性间皮瘤

患者血清或腹膜液中透明质酸水平有利于鉴别诊断,CA-125水平通常不升高。

九、一般治疗

(一)休息

处于代偿期的患者可从事轻体力劳动,而处于失代偿期的患者,尤其是有并发症的患者,应卧床休息。

(二)饮食

肝硬化是一种慢性消耗性疾病,对其进行营养治疗可降低致残率及病死率。饮食上要注意给予维生素含量高、易消化的食品,同时要注意戒酒。根据患者的水、电解质状态,适当地调节水盐的摄入,食管-胃底静脉曲张患者要禁食粗、硬食物。

(三)支持疗法

病情严重、进食少、营养状况差的患者可依据医嘱通过静脉注射纠正水和电解质平衡,补充足够的营养,输注清蛋白或血浆。

(四)抗纤维化治疗

目前没有一种药物对此病具有明确的效果。治疗原发疾病,预防因始发原因引起的肝炎性坏死,能防止肝纤维化的发展。病毒性肝炎合并肝硬化患者可采用抗病毒治疗。

(五)病因治疗

1.慢性乙型肝炎(HBV)

(1)乙型肝炎肝硬化,肝功能正常,没有并发症。e抗原(HBeAg)阳性者,其治疗适应证为

HBV-DNA 10^5 拷贝/mL 以上；e 抗原阴性者，其适应证为 HBV-DNA 10^4 拷贝/mL 以上，ALT 为正常或高于 2 倍正常值上限。其治疗目标为延迟或减轻肝脏失代偿及肝癌的发展。治疗的方式有三种。①拉米夫定 100 mg/次，1 次/日，口服，没有固定的治疗方案，可以长时间服用。②阿德福韦酯，每次 10 mg，每天 1 次，口服，没有固定的治疗疗程，需要长时间服用。③由于干扰素(IFN)会引起肝失代偿等并发症，所以在使用的时候要十分谨慎，在需要的时候，可以在医师的指导下，先用小剂量，或者根据患者的身体承受力，逐步地增加到预定的治疗剂量。

(2)乙型肝炎肝硬化合并肝功能失代偿的治疗适应证是乙肝病毒 DNA 阳性，谷丙转氨酶正常或增高。治疗的目的是通过阻止病毒的复制，改善肝脏的功能，以延缓或降低肝移植的需求。抗病毒药物仅能减缓病情发展，而无法改善终末期肝硬化的预后。由于干扰素会引起肝功能衰竭，所以不建议用于肝功能失代偿的患者。对于失代偿期肝硬化，病毒复制活跃，炎症活动活跃的患者，只要得到患者的知情同意，就可以用拉米夫定来治疗，但是不能随便停药。当出现耐药性变异时，需要在细胞内加入其他具有抗耐药性变异的核苷类药物。

2.慢性丙型肝炎(HCV)

(1)肝硬化伴肝损害(Child-Pugh A 级)，现在临床上主要采用抗病毒药物来稳定病情，延迟或防止一些并发症，如肝功能衰竭、肝癌。治疗方法或者方案有两种。

1)聚乙二醇干扰素(PEG-IFN)与利巴韦林联用：聚乙二醇干扰素 α-2a 180 μg，一周一次，与每天 1000 mg 利巴韦林一起服用，连续服用 114 天测定 HCV-RNA，若 HCV-RNA 的降幅低于两个对数级，则应停止使用；如果 HCV-RNA 定性测试结果为阴性，或者在定量法中的最低检出下限以下，则持续到 48 周；若 HCV-RNA 没有转阴，但下降≥2 个对数级，则持续治疗到 24 周。假如 HCV-RNA 转阴了，可以再进行 1 个月的治疗。假如 24 周后还没有转阴，就需要停止使用药物，再做进一步的观察。

2)干扰素和利巴韦林的常规治疗：推荐每日肌内或皮下注射 IFN-α 3～5MU，同时服用利巴韦林每天 1000 mg，共 48 周。对于无法耐受利巴韦林不良反应的患者，可以单用 IFN-α 或 PEG-IFN。

(2)大多数失代偿期肝硬化的患者没有办法耐受 IFN-α 治疗的不良反应，有条件的患者应该做肝移植。

十、腹腔积液的治疗

治疗腹腔积液不仅可以减轻临床症状，还可以防止腹腔积液引起的并发症。

(一)限制钠和水的摄入

将钠的摄入量限制在每天 1.5～2 g。限钠饮食和卧床休息是治疗腹腔积液的基本方法。部分轻、中度腹腔积液患者经此治疗后可出现自发性利尿，腹腔积液也会随之消退。应用利尿剂时，可适当放宽钠的摄入量。小于 125 mmol/L 的稀释性低钠血症患者的水摄入量应为每天 500～1000 mL。

(二)利尿剂

在基本疗法没有效果或者腹腔积液较多的情况下，应该用利尿的药物，如螺内酯、呋塞米。前者属于保钾利尿药，但是长时间、大剂量单用会导致高血钾；后者为排钾性的利尿药，应该和补钾剂一起服用。

两种药物联合应用,不仅可以提高治疗效果,而且可以降低不良反应。首先应用螺内酯,根据利尿的作用,在4~5天内加入呋塞米,再根据利尿的作用逐步加大两药的剂量。每日体重减少0.3~0.5 kg,或者0.8~1 kg,可以达到利尿的目的。过量的利尿会引起水、电解质的失衡,严重时还会出现肝性脑病及肝肾综合征。所以,在服用利尿剂的过程中,应该注意观察体重的变化以及血的生化指标。

(三)提高血浆胶体渗透压

低蛋白血症患者应每周定期注射白蛋白或血浆,以增加胶体渗透压,促进腹腔积液消退。

(四)难治性腹腔积液的治疗

难治性腹腔积液被定义为尽管使用最大剂量利尿剂,腹腔积液仍不减少的情况。当利尿剂未依照最大剂量使用,腹腔积液不减少,肝性脑病、低钠血症、高钾血症或高钠血症反复发作时,也可发生难治性腹腔积液。

1.大量排放腹腔积液加输注白蛋白

1~2小时内排放4~6 L的腹腔积液,根据腹腔内的液体情况,给予8~10 g/L的白蛋白,并给予适当的利尿剂,可以重复进行。对于腹腔积液较多的患者,本方法比单独加大利尿剂的用量要好。本方法对于一些难治的腹腔积液的患者也是有效的。但是一定要警惕,如果有严重的凝血功能障碍、肝性脑病、上消化道出血等情况,不能应用此方法。

2.自身腹腔积液的浓缩回输

将排出的腹腔积液浓缩(将水分和多余钠排除,保留蛋白质)后静脉输注,增加有效血容量,对治疗难治性腹腔积液有效。在经济不发达地区,这种方法用于治疗大量腹腔积液,因为它可以减少白蛋白输注的成本。然而,应该注意的是,在使用这种方法之前,必须对腹腔液体做常规、细菌培养和内毒素检查,并且不应将感染或癌变的腹腔液体回输。不良反应包括发热、感染和弥散性血管内凝血(DIC)。

3.经颈静脉肝内门体分流术

这是一种将肝静脉分支与门静脉分支连接起来的手术。此术式可以明显降低门静脉高压,适用于顽固性门脉高压症,但是容易引起肝性脑病,不适合作为首选的治疗手段。

4.肝移植

顽固性腹腔积液是肝移植的首选指征。

十一、食管-胃底静脉曲张破裂出血的治疗

门静脉和腔静脉之间有4条交通支。它们分别是胃底-食管下段交通支、直肠-肛管下段交通支、腹壁交通支和腹膜后交通支。在这4条交通支中,最重要的是胃底-食管下段交通支。这些分支通常非常细小,血流量也很少。当发生门静脉高压时,由于正常的肝内门静脉通路受阻,门静脉内又没有静脉瓣,这4条交通支就会扩张,并扭曲形成静脉曲张。扩张的交通支中最重要的是在食管下端和胃底形成的曲张静脉。这里距离主门静脉和腔静脉最近,压力差也最大,所以对门静脉高压的影响最早也最大。这里的静脉曲张破裂往往会导致致命的大出血。食管-胃底静脉曲张出血是门静脉高压症最突出也是最先面临的问题。门静脉压升高导致食管-胃底静脉曲张破裂,可见急

性出血和呕吐鲜红色血液,可通过药物治疗或内镜直视下止血。由于肝功能损害引起的凝血障碍和脾功能亢进引起的血小板减少,出血不易停止,出血迅速且无法做内窥镜手术的患者,往往需要急诊手术。

(一)急症的外科处理

不论何种手术治疗,对于门静脉高压患者来说,须进行术前的血液化验、影像学检查、积极输液抗休克、术中充分供血等相关术前准备。当然,征得患者家属的同意也是非常重要的,在此我们就不一一叙述了。

1.急症的断流术

该术式操作简单,对肝功能要求低,手术后肝性脑病发生率低,止血率高,手术病死率和并发症发生率低,手术后生存质量高,操作简单,但对食管高位支和异位高位支的处理要求较高,且手术后有一定的再出血率。该术式有许多优点,易于在基层医院实施,如下所述。

(1)手术切口通常为左上腹"L"形切口和上腹部"A"形正中切口,并切除剑突。现在的手术切口为在左下腹肋缘的斜切口,如果做再分流手术,这种切口对腹腔粘连影响不大。腹部切口时,尽量保留脐静脉及其侧支,以保护脾静脉的交通支和腹后壁。如果有大网膜和其他与腹壁形成的侧支,也要尽量保留。

(2)探查腹部,仔细打开患者胃结肠韧带,然后从胃中远端约1/3处开始,将胃大弯一侧的胃近端血管分离切断,最后经脾动脉在胰腺尾部上缘游离结扎。术中均切除了患者的脾脏,直接切除脾脏有利于手术操作,缩短手术时间;上述患者均有脾功能亢进,切除脾可缓解患者脾功能亢进症状,并可改善患者凝血功能和肝功能。

(3)为进一步确诊,做术中探查。游离上半胃,完全切断并结扎胃短静脉,沿小弯外侧缝合冠状静脉及伴行动脉的胃支、食管支、食管高支或异位食管支,贲门上方食管缝合约 7 cm。同时,在缝合过程中可以看到曲张的静脉。所有缝合方法均可采用丙纶线连续缝合和丝线双线缝合,即沿胃小弯用 4-0 丙纶线连续缝合,胃壁或食管静脉曲张两端用 7 号丝线双线缝合,间距 0.8~1.0 cm。缝合时注意进针深度,以免穿入胃腔、手术后并发胃瘘等。

(4)手术后常规检查血常规、凝血、血生化,应用生长抑制剂、止血药、抗炎药、抑制胃酸等药物,注意检测患者的凝血功能、血小板和白蛋白,有条件时给予足量的白蛋白;没有条件时依据患者情况给予适量的血浆补充白蛋白,预防凝血因子缺乏引起的出血或出血倾向。

(5)对手术后再次出血者用药物治疗,还要定期做胃镜检查。如果出血不止,必要时可以再做此断流术。

2.急症的分流术

分流术适用于 Child-Pugh B、C 级患者。日常遇到的患者病情复杂,出血多且迅速,凝血功能较差,发生肝性脑病的风险较高,可选择此术式。

(二)择期外科处理

1.择期断流术

在选择性断流术中,脾切除+胃周血管离断术是最有效的方法。对于食管-胃底静脉曲张的治疗,每个人有不同的结扎和缝合治疗方法。选择最熟悉的手术方法,可以有效降低手术风险,缩短手术时间,对于手术后并发症的处理也比较得心应手。

2.择期分流术

择期分流术可分为非选择性门脉系统分流术和选择性门脉系统分流术。操作复杂多样,主要有门腔静脉分流术、脾肾静脉分流术,以及肠系膜上静脉、下静脉分流术几种。

(1)门腔静脉分流术:有两种类型,即门腔静脉侧侧分流术和端侧分流术。手术后将高压门静脉分流至低压体静脉系统,降低门静脉系统压力,达到控制出血的目的。非选择性门腔静脉分流术对食管-胃底静脉曲张破裂出血的治疗效果较好,但门静脉血液中含有肝脏营养因子,其丢失可引起肝细胞再生障碍,一些毒性物质可绕过肝脏直接作用于脑组织,所以手术后肝性脑病的发生率较高。它会影响患者的生活质量,导致肝功能衰竭。该手术破坏了第一肝门,给今后的肝移植手术造成了技术上的困难。比较门腔静脉分流术与传统药物治疗的随机研究发现,手术组的存活率没有明显提高。全门腔静脉分流术已逐渐被放弃,限制性门腔静脉分流术逐渐被采用。这种分流术的目的是充分降低门静脉压力,阻止食管和胃底静脉出血,保证部分肝血流。代表性的手术包括限制性门腔静脉分流术和门腔静脉桥式分流术。

(2)脾肾静脉分流术:这种术式可以使门静脉分流较小,使足够的门静脉血液供应到肝内,术后发生肝性脑病的概率较小。因为此术式吻合口较小,容易发生静脉缠绕,造成吻合口阻塞,且其手术视野不够清晰,操作困难,所以其在我国广泛使用,而在国外却很少采用。

(3)肠系膜上静脉、下静脉分流术:这种手术有端侧、侧侧和"H"形桥式吻合,适用于脾静脉条件差、脾门粘连分离困难、门静脉闭塞或脾切除的患者。这种手术避开了主门静脉。与局限性腹腔分流术相似,这种手术分流量小,对肝门静脉血液供应影响小,手术后肝性脑病发生率和远期生存率均较好。当肠系膜上静脉有明显炎症、静脉周围粘连、静脉解剖条件受限时,不适合采用此分流术。

(三)腹腔镜外科技术

腹腔镜技术与设备的迅速发展与普及,为腹腔镜下的解剖提供了可能。国内已有文献报道,经腹腔镜心包剥脱术用于门脉高压,具有创伤小、出血少、术后恢复快等优点。这是目前门脉高压手术一个重要的方向。

(四)肝移植

肝移植是治疗终末期肝脏疾病的一个重要手段。对于晚期肝硬化合并门脉高压的患者,肝移植的长期效果较好,5年的存活率较高。然而,由于我国慢性肝脏疾病的患者众多,肝源短缺,等待的时间长,成本也高,部分患者已经进入了病毒的复制阶段,而且手术后使用免疫抑制剂是否会引起乙肝迅速复发也是一个亟待解决的问题。

第二节　肝移植手术概述

一、肝移植术式

肝移植依照供肝来源分为活体肝移植和尸体肝移植;依照部位分为原位肝移植和异位肝移植;依照手术方式分为经典原位肝移植和背驮式肝移植,后者是保留受者下腔静脉的原位肝移植。为了开发供肝的来源,充分利用供肝,还开发了以下技术。①活体的部分肝移植:依据受体的大小,可以分别移植供体的左外叶、左半肝、右半肝,甚至右后叶。②分离肝移植:将尸体供体的肝脏分成左、右两部分,通常移植给一个未成年人和一个成年人。③体积缩小肝移植:将成年人尸体的肝脏体积缩小,然后植入受者体内。以上三种方法基本上都是需要在移植供体肝脏之前保留受体下腔静脉,或者是用另一种血管来重建下腔静脉。人工肝移植,特别是活体肝移植,需要另外一个供体捐献左半肝或左外叶,因为通常情况下一个供体的右半肝不够大。

二、原位肝移植手术

(一)手术步骤

1.切口的选择

通常选择在两侧肋缘下向剑突延伸的切口。

2.病肝的切除

解剖第一肝门,只解剖门静脉,用牵开带释放肝下下腔静脉,释放左肝,解剖肝胃韧带,释放右肝,用牵开带释放肝上下腔静脉;待肝脏就位,麻醉医师做好充分准备,患者血液循环稳定后,分别解剖门静脉、肝上下腔静脉和肝下下腔静脉,切除病变肝脏。但对于肝细胞癌患者,为了尽量减少接触和挤压肿瘤,或者对于非常容易出血的门静脉高压症、侧支循环丰富的患者,可以先解剖肝门静脉,再解剖肝周韧带,切除病变肝脏。

3.供肝的植入

肝上下腔静脉的重建、肝下下腔静脉的重建、门静脉的重建,以及回流止血后肝动脉和胆管的重建依次做。当受体胆管发生病变的时候,应该做胆总管空肠 Roux-en-Y 吻合术。

4.彻底止血

将引流管置于右肝后、温氏孔和左肝下,同时关闭腹部。

(二)肝移植手术安全相关问题

(1)严格进行术前评估,制订术前计划。

(2)术前要求护士和麻醉师在上腔静脉系统建立大静脉通道,以便快速输液、输血。

(3)对于急性肝功能衰竭的患者和凝血功能较差的患者,应该在术前进行纠正,术中密切观察,同时保持低凝状态。

(4)对于接受过腹部手术的肝移植患者,尤其是反复胆管手术后的患者,在开腹和游离肝脏的过程中应尽量避免肠胃损伤。如果发生损伤,要及时修补,然后再关腹。

三、肝移植的手术后管理与预后

(一)肝移植的近期管理

1.一般管理

密切监测,维持水、电解质、酸碱平衡,补充足够的营养,抗感染,管理各种引流,预防和治疗并发症。

2.特殊管理

(1)免疫抑制疗法:基本免疫抑制疗法有两种,主要是环孢素或他克莫司,外加吗替麦考酚酯和激素。他克莫司是现在肝移植患者的主要治疗方案。

(2)抗乙肝复发治疗:对于 HBV 感染患者,抗病毒药物联合乙肝免疫球蛋白,血 HBsAb 滴度维持在 100 IU/L 对预防乙肝复发有明显效果。

(3)手术后立即调整凝血功能至低凝状态,改善微循环,防止肝动脉、门静脉、腔静脉血栓形成。手术后 7 天内应每天做超声检查,了解肝动脉血流及通畅情况。

(4)密切观察肝功能的变化,必要时进一步明确病因,如胆管并发症、动脉血栓或排斥反应、肝炎等,依据病因进一步治疗。

(5)肝移植病房为最佳层流的病房,严格隔离,家属及医护人员要换衣服、换鞋,戴帽子和口罩再进入病房。

(二)肝移植的远期管理

(1)指导患者做功能性的锻炼,调整患者的精神状态和心理状态。

(2)使患者及其家属了解肝移植的基本知识及可能出现的问题。

(3)门诊定期随访,调整用药。

(三)肝移植的并发症和预后

1.肝移植的并发症

肝移植的并发症发生率非常高,如腹腔内出血、胆汁的渗漏、胆管吻合口狭窄、胆泥或胆石形成、血管吻合口狭窄、相关血管血栓形成、原发性肝功能衰竭、肾功能不全、排斥反应、移植物抗宿主病、肺部感染和消化道出血、血压升高、血糖升高等。还可能出现神经和精神相关的并发症。

2.肝移植的预后

良性肝病肝移植手术后 1 年生存率高,5 年生存率好。有肝移植患者存活超过 40 年。

第三节 肝移植手术后并发症

一、移植后肝脏功能不良

(一)概述

肝移植手术后肝功能衰竭的常见原因是移植后肝功能障碍,发生率难以预料。原发性移植肝功能障碍占移植总数的少数,需要再次做肝脏移植,降低患者的病死率。

(二)病因及病理生理

虽然移植后肝功能障碍的原因还不清楚,但依据临床经验大致可以分为三类。

(1)与供体相关的因素:①对移植前脂肪营养不良和移植后肝功能异常的供体肝脏做检查,发现肝小叶中心有大量细胞外脂肪球。在手术和其他操作过程中,脂肪会释放到肝脏微循环中,从而导致微循环阻塞和缺血,且有广泛的肝细胞坏死和肝脏病变。②供肝采集前供体的血流动力学状态。当供肝在采集过程中出现低血压、缺氧时,供肝会消耗大量三磷酸腺苷(ATP),损伤肝细胞线粒体,从而影响供肝质量。③供体的质量、供体的原发疾病及供体的年龄都会引起肝脏和胆管的病理变化或老化,从而导致移植后肝功能障碍。

(2)与手术及冷藏保存相关的因素:手术过程中,低温保存,局部液体可能导致缺血或缺氧。冷缺血主要选择性损伤肝微循环内皮细胞,热缺血主要损伤肝实质细胞。供体缺血损伤和器官再灌注后,产生大量氧自由基,具有氧化损伤细胞成分的作用。

(3)与受体相关的因素:免疫排斥反应是受者手术后的免疫介导反应,在严重移植物损伤的发病机制中起着重要作用。肝移植受者在手术期间和手术后需要接受各种不同的药物治疗,其中许多药物对肝脏有毒性。同时,肠道细菌会在血液中产生大量内毒素,损害肝细胞。受体的基础疾病,如糖尿病、高血压、高胆固醇血症和肥胖症,都会影响移植器官的功能。

(三)临床表现及诊断

原发性移植肝功能障碍还没有明确的诊断标准,大多数通过排除诊断证实。需要与潜在的肝功能障碍,不同程度的完全肝功能衰竭,肾功能衰竭伴乳酸酸中毒、持续性凝血功能障碍、胆汁分泌少或不产生、AST 和 ALT 迅速升高相鉴别。它通常发生在肝植入后的几小时到几天内,一半左右的病例发生在手术后 48 小时内。

(四)疾病预防

轻微的肝功能异常可以应用保肝药物进行治疗。谷胱甘肽具有很强的抗氧化作用。前列腺素 E2(PGE2)和前列腺 I2(PGI2)可以扩张血管,维持溶酶体膜的稳定,抑制血小板聚集,增加血流量。如果移植后出现肝功能衰竭,再移植是最后的治疗手段,致死率极高。

二、移植排斥反应

(一)概述

近年来,由于移植技术的改进和有效免疫抑制药物的引入,特别是他克莫司钙调神经磷酸酶抑制剂和环孢素的使用,移植后感染的状况得到了缓解。然而,约一半的肝移植受者在移植后 1 年内仍然至少有 1 次急性排斥反应。

(二)分类及病因

1.超急性排斥反应

超急性排斥反应是指移植器官建立血液供应后几分钟内发生的剧烈免疫反应。当受者体内存在针对供体内皮细胞抗原的特异性抗体时,移植的器官很快就会被破坏。超急性排斥反应在肾脏或心脏移植中较常见,在肝脏移植中较少见,但是在肝脏移植后可能因为 ABO 血型不匹配而发生。

2.急性排斥反应

急性排斥反应可能在手术后几天到几个月发生,最常见的是在移植后14天。急性排斥反应发生时,炎症细胞可浸润胆道上皮、门静脉和肝静脉内皮细胞。炎症细胞仅在门静脉开始积聚,逐渐浸润扩散至肝静脉和胆管壁,引起组织损伤和白细胞反应性改变,也可发生局部坏死,而肝小叶组织则不容易被炎症细胞浸润。

3.慢性排斥反应

慢性排斥反应也被称为胆管缺失综合征,因为血管的狭窄和阻塞也会加剧胆管的缺失。移植后1年左右,患者容易出现慢性排斥反应。其机制包括细胞免疫和体液免疫,主要由胆管上皮细胞受损引起,可伴有胆管减少或缺失,也可累及小动脉。泡沫巨噬细胞浸润动脉内皮或皮下,造成动脉病变,甚至阻塞。造成慢性排斥反应的原因有以下几种:①急性排斥反应未治愈。②初始免疫抑制不足。③巨细胞病毒感染,以及原有免疫性肝病,如自身免疫性肝炎、原发性胆汁性肝硬化、原发性硬化性胆管炎等,都是危险的因素。

(三)临床表现及诊断

1.超急性排斥反应

超急性排斥反应主要表现为肝功能衰竭发作迅速、胆汁减少、生化指标迅速恶化、肝性脑病、严重凝血功能障碍和酸中毒,可能导致门静脉和肝动脉血栓形成。超声可以明确诊断,做病理检查,可在移植肝的动脉和胆管中发现 IgM 和 C1q 补体。

2.急性排斥反应

一般来说,急性排斥反应患者没有任何症状,但有些患者可能会出现全身不适,如食欲减退、右上腹痛、发热、黄疸、嗜睡、胆汁量减少并黏稠、金黄偏暗液体增多。B超检查可发现肝内血栓形成和肝内胆管扩张。确诊主要取决于肝活检病理检查。

3.慢性排斥反应

慢性排斥反应,临床症状与急性反应相同,病情进展缓慢,随着病情进展可出现碱性磷酸酶、谷氨酰转移酶、转氨酶和胆红素升高及胆汁淤积等表现,胆道梗阻逐渐加重,最终导致移植物衰竭而使患者死亡。

(四)预防

免疫排斥反应是器官移植中最大的问题,很难制订具体的预防措施来防止它的发生。

(五)治疗

1.超急性排斥反应

紧急再次肝移植是唯一有效的治疗方法。

2.急性排斥反应

传统的治疗方法是糖皮质激素冲击疗法,通常是一系列逐渐减量的大剂量治疗或间歇性大剂量治疗。选择的药物应是既能产生显著效果,又不会激活移植肝脏的药物。有效血药浓度可维持适当时间,以保证抗排斥反应药物的效果。使用抗排斥反应药物时,应注意以下几点:药物的剂量要适中,不能过量;少用盐皮质激素,减少水钠潴留和高血压等不良反应。在激素抵抗排斥反应的情况下,可使用抗淋巴细胞细胞因子,最常用的是抗人 T 细胞 CD3 单克隆抗体(OKT3),正常的剂量是每天 5 mg,维持 12 天左右。

3.慢性排斥反应

他克莫司比环孢素单药治疗更有效,也能逆转慢性排斥反应,有望广泛用作肝移植后的免疫抑制剂。

三、移植手术后的感染

(一)概述

尽管随着免疫抑制药物和手术技术的发展,肝移植手术后致命性感染的发生率已明显下降,但它仍然是影响肝移植手术后患者生存的一个重要因素,其发生率仍然很高。由于肝移植的特点,移植后病原体可从肠道经胆道或门静脉进入肝脏,引起各种感染。另外,患者术前抵抗力下降、代谢紊乱,术中血管、胆管吻合复杂,出血严重,手术后腹腔积液渗漏、引流不畅,或终身使用免疫抑制剂等也是导致感染的危险因素。所以,感染的早期发现和诊断,以及及时有效的治疗是肝移植手术成功的关键。

(二)病因及病理生理

手术后感染谱随时间变化,可分为手术后1个月、手术后2个月至半年、手术后半年三个阶段。

1.第一阶段的感染

这一阶段的感染通常与移植本身相关,与同期接受重症监护的其他手术后患者相似,大多数感染是由细菌或真菌引起的,主要是耐多药葡萄球菌、大肠杆菌和厌氧菌。虽然在此期间免疫系统受到严重抑制,但机会性感染罕见,提示免疫抑制药物的应用时间是一个重要的感染相关因素,而与药物剂量没有关系。

2.第二阶段的感染

这一阶段的感染往往与免疫抑制引起的各种机会性感染相关,其中绝大多数是由巨细胞病毒和卡氏肺孢子菌引起的,中枢系统和呼吸系统也会出现症状。

3.第三阶段的感染

这一阶段的感染通常很大程度上取决于移植物功能和免疫抑制治疗。大多数移植患者移植良好,免疫抑制最小,这样的患者不太可能发生感染;当感染发生时,肺部感染是最常见的,少数移植患者会发生慢性病毒感染。这些感染非常有害,可导致移植物肝功能丧失,如EB病毒可在移植后引起致命的淋巴组织增生性疾病。如果少数患者由于急性和慢性排斥反应而需要加强免疫抑制,则可能发生更有害的机会性感染。

(三)临床表现及诊断

1.早期感染

1个月内发生的感染主要与手术本身相关。肝移植手术中如果血管连接不好,肝脏就没有良好的血液供应,造成血流动力学障碍和血栓形成,导致门静脉高压和腹腔积液,出现静脉曲张、上消化道出血、便秘、营养不良、肝功能异常等症状。如果继发败血症可出现感染、中毒症状,如高热、寒战、肝区疼痛等。假如胆管插入不当,会导致胆管梗阻不全,出现高热、黄疸等症状。如胆管炎时继发细菌感染或逆行性结肠炎,常出现化脓性胆管炎。为了确诊,可以依据临床症状和感染持续时间做各种检查,如腹部超声和CT检查。如有疑问,可对病变部位做诊断性的穿刺。

2.中期感染

手术后的感染主要是免疫抑制所致的病原菌感染。细菌感染能引起中枢神经系统症状,如由单核细胞增生李斯特氏菌引起的急性脑膜炎。在由新型隐球菌引起的亚急性和慢性脑膜炎中,在免疫抑制条件下,中枢神经系统感染的症状通常是非典型的;最常见的症状是头痛、呕吐、肌张力障碍加重、发热。肺部感染可由卡氏肺囊虫引起,伴有发热和咳嗽,有或没有痰。真菌也可继发感染,主要是各种念珠菌感染。该诊断可通过对血液或痰中细菌和真菌的成像、检测和培养相结合来证实。病毒是当今最常见和最有害的病原体,主要是巨细胞病毒和许多其他病毒。由于患者的免疫力在这一阶段受到抑制,当病毒进入体内时,并非所有典型或非典型症状都出现。以巨细胞病毒为例,大多数肝移植患者可能存在移植后巨噬细胞病毒的感染,但只有一半患者有临床症状,主要表现为发热伴全身症状,比如食欲减退、关节痛、肌痛、轻度白细胞计数和血小板计数下降、淋巴细胞增多,有时也会出现胃肠道症状,比如腹痛、恶心及呕吐、溃疡和上消化道出血。罕见严重肺部感染。病毒感染可通过临床症状、感染时间窗,结合影像学和血清学检查确诊,可检测巨细胞病毒IgM抗体(CMV-IgM)滴度,但是假阳性率较高。通过聚合酶链式反应检测巨细胞病毒抗原,进一步定量检测病毒载量,可以满足临床抗病毒治疗和效果评估的需要。

3.晚期感染

晚期感染发生在移植半年后。大多数的复发和常见感染发生在这一阶段,但是这一阶段的感染从感染的中晚期就持续存在,如肝炎病毒的复发和再感染。主要原因是多数患者相对稳定,术后6个月感染的风险不是很高,其余患者由于长期免疫抑制而无法恢复。移植肝功能差的患者可导致严重的机会性感染。另外,复发性乙型和丙型肝炎患者也可能出现肝功能衰竭。

(四)预防

肝移植手术后,患者的一般情况很差,在使用免疫抑制剂时,容易引起不同程度的感染和并发症,临床上没有有效的预防方法。目前常用方法是保持移植部位无菌,增加移植部位的通风,增强医护人员及家属的无菌观念;增强患者的抵抗力,补充清蛋白或免疫球蛋白,必要时输入少量的新鲜全血,谨慎使用抗生素治疗。

(五)治疗

在存在细菌感染的情况下,可依据胆汁和痰培养选择敏感抗生素,例如,革兰氏阴性菌可联合使用青霉素和喹诺酮类药物治疗,对青霉素过敏者可改用头孢菌素。如果诊断为多药耐药的常见球虫菌病,应使用去甲、万古霉素或糖肽、替考拉宁治疗。特定病原体感染,如军团菌感染,应使用红霉素治疗,而李斯特氏菌应使用大剂量氨苄西林治疗。依据临床免疫抑制研究,肝移植手术后真菌感染多为广谱抗生素使用后的双重感染,主要发生部位为肠道和呼吸道,最常见的是念珠菌感染。在这种情况下,通常会使用酮康唑、氟康唑、伊曲康唑等治疗,效果一般较好。对于其他深部真菌感染的患者,如隐球菌或曲霉菌感染,可以使用氰菌唑或两性霉素B,但两性霉素B的不良反应相对较大,所以最好从小剂量开始。对于卡氏肺孢子菌引起的机会性感染,可以将其归类为真菌治疗。要谨慎使用激素疗法,如果患者对磺胺类药物出现过敏反应,可用氨苯砜代替。

肝移植手术后患者比一般人群更容易发生病毒感染,且多数为机会性感染。巨细胞病毒、单纯疱疹病毒和EB病毒是常见的。在治疗中使用抗病毒药物来增加患者的耐药性,主要是通过免疫球蛋白输注和外用阿昔洛韦和更昔洛韦。在巨细胞病毒感染的情况下,更昔洛韦的剂量为 5 mg/kg,每天 2 次。一个疗程至少 14 天,直到病毒的定量 PCR 结果为阴性。

四、移植手术后血管并发症

肝移植手术后血管并发症是导致肝移植失败和患者死亡的重要因素。肝移植手术后早期血管并发症的发生率也被认为是评估移植技术的重要指标之一。

(一)肝动脉并发症

1. 概述

肝移植血运重建术中,肝动脉吻合术最容易发生肝动脉并发症,因为肝动脉是肝脏中需要吻合的最细的血管,以肝动脉血栓形成最常见。

2. 病因及病理生理

临床上已发现肝动脉并发症的几种高危因素,其中最典型的有以下几种:①当动脉内径较小,尤其是直径<3 mm 时,并发症的概率会明显增加。②吻合技术不当、血管膜倒置、吻合口扭曲或肝脏切口过大。③血管内膜缺血时间过长,或血管钳损伤血管内膜。④肝脏流出道不通畅,如肝上下腔静脉吻合口狭窄、扭曲、成角。⑤急性排斥反应导致肝血流阻力增加。

3. 临床表现及临床诊断

肝动脉并发症的临床症状多种多样,有时没有症状,可以总结为以下几点。

(1)慢性肝坏死和败血症:患者可能出现高热、精神变化、低血压和凝血功能障碍等症状。实验室检查可能显示肝酶升高,白细胞计数升高,血细菌培养阳性。血块完全阻塞血管可导致暴发性肝坏死。

(2)肝脓肿和复发性菌血症:患者可能会出现发热、肝功能恶化、血细胞计数升高和血培养呈阳性。肝脏超声和 CT 显示脓肿病灶。

(3)胆道并发症:肝动脉狭窄或血栓形成可导致胆管缺血,大多数患者在手术后几个月内发生胆漏和胆道闭锁。移植的肝脏形成部分侧支,但仍不能满足胆管的血液供应需要。诊断肝动脉血栓形成的金标准是肝血管造影。对有肝动脉血栓形成临床征象的患者,可做超声等非侵入性检查。

4. 预防

肝移植是一项非常精细的手术,手术难度高,出现并发症后预后差,应注意并发症的预防。通过影像学初步评估可能存在的解剖异常,仔细完成移植肝的血管修剪,保护好重要的肝脏血管,深入了解其在肝脏内的状态,可为血管吻合提供参考信息。在手术过程中,应提高血管拼接技术,避免血管上皮逆转。在取得成功的同时,要减少反复血管拼接造成的血管损伤,缩短冷缺血时间,减少血液的储存,避免钳夹阻塞造成的血管损伤。适当进行手术后的抗凝治疗。

5. 治疗

应该联合脓毒症、肝脓肿治疗,进行血培养和应用敏感抗生素彻底清除坏死肝组织或早期穿刺肝脓肿以挽救肝脏。对于动脉狭窄,可以尝试血管内球囊血管成形术或支架植入术。胆总管狭窄或胆漏时,经皮放置肝支架,扩大胆总管,使其通畅引流。当发生肝动脉并发症时,通常需要通过血液稀释去除血栓或血管搭桥手术联合抗凝来重建肝动脉。由于血栓清除后血运重建的困难和高风险,再次肝移植是严重肝组织坏死无法清除时唯一有效的治疗方法。

(二)门静脉并发症

1.概述

肝移植手术后门静脉的并发症较肝动脉少见,主要是门静脉狭窄和门静脉血栓形成两种。

2.病因、病理生理

常见原因与肝动脉并发症类似,如手术缝合技术不当。手术后免疫排斥反应也可能导致门静脉血栓形成。

3.临床表现及诊断

门静脉并发症的临床表现取决于发生的时间和血管狭窄或阻塞的程度。最初可能出现凝血功能障碍、门静脉高压、静脉曲张、上消化道出血、严重肝损伤和腹腔积液。当手术后发病时间较长、狭窄程度较低时,足够的侧支循环可减轻临床症状。静脉曲张、腹腔积液或脾脏肿大可能会逐渐发展,尤其是门静脉血栓形成晚期患者。大多数诊断可通过血管多普勒超声检查做出,CT 和 MRI 检查可以检测到更小或更隐蔽的血栓和狭窄。

4.预防

改进手术缝合技术是最好的预防措施。

5.治疗

必须对症治疗。如果在手术后早期发现门静脉血栓形成或狭窄,则可以做手术。如果不能纠正或终末期肝功能下降,要再次做肝移植。

五、移植手术后的胆道并发症

(一)概述

胆管重建是肝移植的难点,也是肝移植手术的瓶颈。虽然器官保存技术、外科技术、放射学和内镜技术都有了很大发展,肝移植手术后胆道并发症的预防、早期诊断和治疗也取得了突破性进展,但发病率仍维持在30%左右,临床病死率约为10%。近一半的胆道并发症发生在移植后 3 个月内,大多数发生在 1 年内。胆漏和胆道狭窄是最为常见的。

(二)病因及病理生理

影响肝脏移植手术后胆道并发症发生率的因素有以下几点。

1.胆管重建吻合的技术和材料

术者吻合技术是影响手术后并发症的重要因素。多个吻合口、吻合部位、吻合口张力等都是危险因素,不同性质的缝合线也有影响。但就吻合方式而言,现在常用的胆管端端吻合术与胆管空肠吻合术的并发症发生率没有统计学差异,但 T 管的保留会增加其发生率。

2.肝脏移植的术式

经典的正位肝移植是肝移植中常用的方法。一些新方法的发展,如活体肝移植、减容肝移植和劈离肝移植,在带来益处的同时,也增加了胆道并发症的风险。

3.胆管的供血不良

由于胆管供血以肝动脉及其分支为主,移植后肝动脉狭窄或血栓形成等并发症可导致肝内胆管缺血,吻合口愈合不良,胆管缺血性坏死。

4.肝脏保存及缺血再灌注损伤

分离肝脏后,残留在胆管内的胆汁在缺血条件下会损伤胆管上皮细胞,所以需要尽快用冷冻UW保存液彻底冲洗胆管,减少残留的胆汁。同时,由于离体肝冷热缺血时间较长,移植后缺血再灌注产生的超氧离子会对胆道造成明显损伤。

(三)临床表现及临床诊断

胆道并发症通常没有特定的临床体征,很容易与其他并发症混淆,尤其是在早期。胆道并发症的诊断是困难的,可能会延迟。

(四)预防

胆道并发症的预防主要从病因入手。

(1)术前详细了解肝内、外胆管的解剖变化,术中做相应的影像学检查,确定合适的移植方式。

(2)提高外科医师的手术技巧,掌握显微外科技术,争取胆管重建和吻合的成功,避免外膜翻转、过度张力等危险因素。术中要避免过度破坏胆管的血液供应,避免缺血坏死,缩短术中冷缺血的时间,尽量注入新鲜的血液。肝脏采集的时候要注意正确地使用防腐剂,保存的时间不要超过8小时。

(五)治疗

1.胆漏

(1)如果胆漏发生在吻合口,就需要手术治疗。如果胆漏量小,手术时对造口没有压力,只需缝几针即可修复,大部分可以愈合。

(2)如果瘘口较大,大量的胆汁漏出,形成包封性积液,则要切除瘘口,重建胆道系统。在胆肠吻合的情况下,可以去除原有的吻合口,再做胆肠吻合。如果发现严重的肝动脉血栓形成和肝功能不良,只能再次做肝移植。术中使用T管的患者,在拔除T管后会发生胆漏,由于大多数瘘管很小,通常可自行愈合。用于排出胆汁的细导管通常有利于瘘管愈合。

2.胆道狭窄或梗阻

胆道狭窄或梗阻包括吻合口和非吻合口部位。治疗胆道狭窄或梗阻的主要方法有使用利尿剂(尤其是肝功能受损的时候)以及使用经内镜逆行胰胆管造影(ERCP)或经皮造影术做球囊扩张或支架的置入。如果介入治疗没有效果,可以做胆管的重建术。

参 考 文 献

[1]北京医轩国际医学研究院.临床外科疾病诊疗学[M].南昌:江西科学技术出版社,2019.

[2]任晓斌,等.实用普外科疾病诊疗学[M].北京:中国纺织出版社有限公司,2019.

[3]董林波,等.外科疾病诊疗进展与实践[M].长春:吉林科学技术出版社,2021.

[4]张亚杰,等.普通外科疾病临床处置实践[M].昆明:云南科技出版社,2019.

[5]马鸣,等.胸外科疾病诊疗学[M].昆明:云南科技出版社,2019.

[6]马国栋,等.临床肝胆外科疾病诊疗与手术并发症处理[M].昆明:云南科技出版社,2019.

[7]杨亚娟,彭飞,王蓓.外科疾病健康宣教手册[M].上海:上海科学技术出版社,2020.

[8]李步军,等.普外科疾病诊疗与并发症防治[M].哈尔滨:黑龙江科学技术出版社,2022.

[9]杨东红.临床外科疾病诊治与微创技术应用[M].北京:中国纺织出版社有限公司,2021.

[10]倪强,等.外科疾病诊疗学[M].天津:天津科学技术出版社,2020.

[11]程勇,等.外科疾病诊断与手术[M].青岛:中国海洋大学出版社,2022.

[12]李兴泽.临床外科疾病诊疗学[M].昆明:云南科技出版社,2020.

[13]刘小雷,等.实用外科疾病诊疗思维[M].北京:科学技术文献出版社,2020.

[14]冯立民,等.临床常见外科疾病诊治[M].北京:科学技术文献出版社,2021.

[15]赵彦宁,党治军,马苏朋.外科疾病诊疗[M].北京:华龄出版社,2021.

[16]马克高,等.常见外科疾病诊断与治疗[M].上海:上海交通大学出版社,2020.

[17]夏士涛,等.临床外科疾病诊治精要[M].南京:江苏凤凰科学技术出版社,2022.